AF385413

DE
L'INOCULATION
SYPHILITIQUE

BAUMÈS, ancien chirurgien en chef de l'Antiquaille de Lyon. **Précis théorique et pratique des maladies vénériennes.** Paris, 1840. 2 vol. in-8 . . . . 8 fr.

CLAPARÈDE, docteur en médecine. **De la Circoncision**, de son rôle, et de son importance dans l'État. Paris, 1861. In-4 avec planches. . . . . 1 fr.

DIDAY. Défense des spécialités médicales contre le rapport de la Faculté de Médecine de Paris qui les exclut de l'enseignement officiel. In-8 . . . . . 1 fr. 50

DIDAY et **ROLLET**, chirurgiens de l'Antiquaille de Lyon. **Annuaire de la Syphilis et des maladies de la peau.** Paris, 1859. 1 vol. in-8 . . . . 4 fr.
Recueil de Mémoires importants sur la syphilis et les maladies de la peau.

LANGLEBERT (Edmond). Traité des maladies vénériennes ou leçons sur les affections blennorrhagiques, le chancre, la syphilis, recueillies et publiées par ÉVARISTE MICHEL, revues par le professeur. Paris, 1863. 1 vol. in-8 de 500 pages. . . . . 6 fr.

QUANTIN (Émile), docteur en médecine. **Prostitution et Syphilis.** Lettres d'un médecin de Paris à un confrère de province. Paris, 1863. 1 vol. in-18. . . . 1 fr. 25

ROLLET, chirurgien de l'Antiquaille de Lyon. **Recherches cliniques et expérimentales sur la syphilis, le chancre et la blennorrhagie,** et principes nouveaux d'hygiène, de thérapeutique et de médecine légale appliqués à ces maladies. Paris, 1862. 1 vol. in-8 avec 20 pl. dont 10 col. . . . . 14 fr.

SERAINE (Louis), médecin-directeur de l'Asile d'aliénés de Napoléon-Vendée, auteur de la *Santé des petits enfants* et des *Préceptes de Mariage*. **De la Santé des geus mariés.** Physiologie de la génération de l'homme et hygiène philosophique du mariage. Paris, 1864. 1 vol. in-18 (*Sous presse pour paraître le 31 décembre*). . 3 fr.

PARIS. — IMP. SIMON RAÇON ET COMP., RUE D'ERFURTH 1.

LEÇONS SUR LA SYPHILIS

DE

L'INOCULATION

SYPHILITIQUE

ET DE SES RAPPORTS AVEC LA VACCINATION

LEÇONS PROFESSÉES A L'HOPITAL SAINT-GEORGES

PAR

HENRI LEE

MEMBRE HONORAIRE DU COLLÉGE DU ROI A LONDRES
PROFESSEUR DE PATHOLOGIE CHIRURGICALE A L'HOPITAL SAINT-GEORGES

TRADUITES DE L'ANGLAIS

PAR LE Dr ÉMILE BAUDOT

Ancien interne des Hôpitaux, lauréat des Hôpitaux et de la Faculté de médecine, etc.

PARIS

F. SAVY, LIBRAIRE-ÉDITEUR

24, RUE HAUTEFEUILLE, 24

1863

PRÉFACE.

—◦—

La syphilis est une de ces rares maladies qui jouissent du privilége de présenter sans cesse de nouveaux sujets d'étude et d'exploration. Depuis la fin du quinzième siècle, en effet, la syphilis a donné naissance à des travaux aussi nombreux qu'intéressants; toutes ses manifestations ont été successivement recherchées, étudiées et décrites : manifestations primordiales, manifestations secondaires, manifestations tertiaires et quaternaires; c'est surtout, il faut le dire, aux patientes investigations de nos contemporains qu'est dû le couronnement de l'édifice; c'est aux recherches de Wirchow, de Frerichs, etc., en Allemagne; des médecins de l'hôpital du Midi et de l'hôpital Saint-Louis, en France, que nous sommes redevables de la connaissance de l'évolution des symptômes syphilitiques et des lésions viscérales de la syphilis. Aujourd'hui l'histoire symptomatologique, je dirai même volontiers anatomo-pathologique, est assez avancée, pour que nos contemporains ou nos descendants n'aient plus que quelques détails à ajouter à l'œuvre édifiée. Mais sommes-nous aussi instruits relativement aux conditions du développement de la syphilis ? Il y aurait lieu d'en douter, si l'on ne tenait compte que des dissentiments qui existent entre les divers syphiliographes ; et cependant ce ne sera pas la moindre gloire, la plus faible conquête de notre époque, que la démonstration de la contagion des accidents secondaires, de l'inoculation de la syphilis au moyen du sang des syphilitiques et de la vaccination. L'inoculation spontanée ou artificielle de la sécrétion du chancre n'est pas seule, en effet, l'occasion du développement de la syphilis ; le seul point qui reste peut-être encore un objet d'indécision, c'est la détermination des sécrétions ou des liquides dont l'inoculation peut être la cause de l'apparition de la syphilis.

Il y a un peu plus d'un an, au sortir de l'hôpital Saint-Louis, où je m'étais livré avec ardeur à l'étude des affections de la peau, sous la direction d'un maître justement célèbre, le docteur Bazin, je recherchais, dans mes moments de loisir, quelles étaient les origines de la syphilis, et je me posais successivement les questions suivantes : La syphilis naît-elle spontanément ? Quelles sont les conditions de développement de la syphilis accidentellement acquise ? etc. C'est en faisant les recherches nécessaires à la solution de ces questions que j'eus l'occasion de traduire les leçons de M. Henri Lee, imprimées dans le journal *The Lancet:* « De l'Inoculation de la syphilis par la vaccination ; » c'est, après avoir lu attentivement ces leçons, dans lesquelles je trouvais des aperçus intéressants, que l'idée me vint de livrer à la publicité la traduction que j'avais faite, et pour laquelle j'ai peut-être besoin de demander quelque indulgence.

Nul moment ne pouvait être plus propice à la publication de ces leçons : mardi dernier, M. Devergie lisait à l'Académie de médecine une observation de syphilis communiquée à un enfant par la vaccination, et cette lecture soulevait une discussion à laquelle prirent part MM. Ricord, Depaul, Gosselin, J. Cloquet, etc. L'attention du monde médical est donc en ce moment naturellement attirée sur l'inoculation syphilitique et ses rapports avec la vaccination, et la lecture de cette brochure offrira peut-être quelque attrait et quelque intérêt.

J'ai cru devoir faire suivre les leçons de M. Henri Lee d'un résumé de l'observation de M. Devergie, et de la discussion qui a eu lieu à l'Académie de médecine (1).

Dr Émile BAUDOT.

22 mai 1863.

(1) **Dans une note de la page 15,** nous avons dit : « M. Langlebert a soutenu que l'inoculation d'un accident secondaire donnait naissance à un chancre induré.

« M. Auzias-Turenne, au contraire, prétend que l'inocnlation des accidents secondaires donne naissance à une papule qui s'ulcère, etc. (pseudo-chancre induré). »

Nous devons ici avertir que ces deux opinions ont été émises à la Société médicale du Panthéon, en 1856, et nous devons, pour rendre à chacun ce qui lui est dû, rapporter les passages suivants des procès-verbaux des séances du 14 septembre 1855 et 13 février 1856 :

« M. Langlebert ne partage pas les doutes de M. Bassereau quan à la communication des accidents secondaires ; sur ce point, il est de l'avis de M. Auzias-Turenne, etc.

» M. Langlebert pense que la syphilis constitutionnelle a constamment pour point de départ un chancre, et spécialement un chanc induré, lors même qu'elle a été communiquée par le produit d'un accident secondaire. Cette observation lui *est inspirée par ce qu'a dit M. Auzias*, lequel, dans les conclusions de la consultation qu'il vient de lire, considère la syphilis constitutionnelle communiquée directement comme débutant souvent sous la forme papuleuse. »

LEÇONS SUR LA SYPHILIS

DE L'INOCULATION SYPHILITIQUE
et de ses Rapports avec la Vaccination

PREMIÈRE LEÇON
DU CHANCRE SYPHILITIQUE SUPPURANT.

Les divers auteurs qui ont écrit sur la syphilis depuis le commencement de ce siècle peuvent être divisés en trois classes, si l'on considère les doctrines qu'ils ont respectivement avancées. La première classe comprend les syphiliographes qui regardent les diverses affections syphilitiques, y comprise la gonorrhée, comme les effets d'un même poison morbide; la deuxième comprend les médecins qui établissent une distinction entre la syphilis et la gonorrhée et attribuent ces deux maladies à l'action de poisons essentiellement différents dans leur nature; dans la troisième, enfin, se rangent les médecins qui admettent une distinction entre la syphilis et la gonorrhée, mais en outre, établissent une ligne de démarcation très tranchée entre la syphilis qui infecte la constitution du malade et la syphilis qui ne l'infecte pas. Parmi les syphiliographes de la troisième classe, il en est même quelques-uns qui considèrent chacune de ces maladies comme les effets d'un poison distinct, et reconnaissent, en conséquence, trois poisons morbides comme origines habituelles des maladies contagieuses des organes générateurs.

Dans cette leçon et dans les leçons suivantes nous traiterons des processus morbides auxquels le contact de la matière syphilitique donne naissance, des circonstances au milie 1

desquelles les actions morbides se développent et des résultats qu'elles produisent respectivement.

Hunter pensait que la gonorrhée était toujours produite
par le même virus que la syphilis, et presque tous les praticiens
qui le suivirent professèrent la même opinion. Swediaur, cependant, fait remarquer que le bonheur et la tranquillité d'un
grand nombre de familles, ainsi que les funestes effets qui
résultent du traitement impropre de cette maladie, semblent
demander les plus soigneuses recherches sur ce sujet. Il s'é-
tait convaincu, à la suite d'expériences bien authentiques,
et de l'observation attentive de nombreux malades que les
médecins qui cherchaient à démontrer que la gonorrhée et la
syphilis étaient toujours l'effet du même poison et ceux qui
soutenaient l'opinion contraire étaient tous dans l'erreur, parcequ'ils généralisaient trop et parlaient d'une manière trop dé-
cisive et légère d'un sujet d'une grande importance pour le
médecin et le malade. Il avait cherché à prouver que la blennorrhagie des organes génitaux des deux sexes devait quelquefois son origine au virus vénérien ou mieux syphilitique,
et quelquefois à une simple irritation de la membrane muqueuse du vagin ou de l'urètre. Il avait d'une part rapporté
plusieurs faits tendant à démontrer qu'un écoulement peut
être syphilitique ou produit pas le virus syphilitique, et d'autre part plusieurs observations destinées, au contraire, à
démontrer que la véritable blennorrhagie diffère par sa nature
et son origine de l'écoulement dû au virus syphilitique. On
concevra facilement, observe-t-il, combien cette distinction
est importante en pratique, en remarquant que des praticiens
traitent toutes les gonorrhées comme si elles étaient syphilitiques, c'est-à-dire par le mercure, ou, s'appuyant sur une
théorie mal fondée, laissent leurs malades communiquer la
syphilis à plusieurs personnes, voire même à toute une famille,
sans s'inquiéter de ces résultats malheureux. Tel est en peu de
mots le résumé des théories qui existaient en 1821 sur la nature et le traitement de la syphilis.

En 1838 paraît le Traité pratique sur les maladies vénériennes de M. Ricord, et cette époque restera l'une des plus importantes de l'histoire de la syphilis. Ricord s'exerçait à démontrer la vérité de ses vues par l'expérimentation, et offrait à tous les médecins qui le désiraient, de les rendre témoins de ses illustres expériences. A la satisfaction de ses élèves, Ricord démontrait chaque jour , et avec un remarquable succès que si l'on prend du pus dans l'urèthre d'un malade affecté de gonorrhée, et si on l'inocule sur le malade, l'inoculation n'est suivie d'aucun effet, tandis que si l'on prend du pus d'un chancre suppurant, et si on l'inocule avec la pointe d'une lancette, on produit toujours un chancre suppurant. Un grand triomphe avait été obtenu. La science avait ainsi revendiqué le droit qu'elle possède non seulement de distinguer les uns des autres les différents processus morbides, mais encore de reproduire ces actions morbides, et à l'aide d'expériences variées, de suivre toutes les phases par lesquelles elles passent. Grâce aux lumières que lui avait données l'expérimentation, Ricord avait posé les conclusions suivantes :

1° L'existence d'un chancre doit être considérée comme certaine, non parceque l'ulcère a apparu après un contact suspect, non à cause de son siège particulier, non parceque sa base est indurée, non en raison de sa couleur, de sa forme, des caractères de ses bords ou de l'auréole rouge qui l'entoure, mais parcequ'il est inoculable et peut être reproduit sur le même malade un nombre indéfini de fois. Toutes les autres conditions peuvent varier ; seule cette dernière reste la même, et donne à l'expérimentateur des résultats identiques ;

2° Le pus d'un chancre peut seul produire un chancre;

3° Le meilleur moyen de produire un chancre est d'inoculer une petite quantité de la sécrétion qui s'écoule de sa surface sur une autre partie du corps du même malade.

4° En dehors du contact du pus introduit sous l'épiderme, nulle autre condition n'est nécessaire pour produire un chancre bien développé.

5° L'inoculation ne manque jamais quand le pus est pris

avec toutes les précautions nécessaires et est convenablement inoculé.

6° Le pus que l'on recueille d'une pustule d'inoculation donne naissance à un chancre de même nature, et pouvant se reproduire de la même manière, de sorte que la propagation des chancres peut se faire indéfiniment à l'aide des pustules d'inoculation;

7° Si l'on fait avec le pus d'un même chancre plusieurs inoculations, chacune d'elles donne naissance à une pustule isolée qui se convertit consécutivement en un chancre; si l'on pratique trois piqûres, on ne voit pas un chancre succéder à l'une d'elles et faire défaut au niveau des deux autres. Le nombre des pustules correspond exactement à celui des inoculations, sans jamais le dépasser ou être moindre ;

8° La pustule et le chancre qui lui succède, sont toujours développées sur le point précis où l'inoculation a été faite et non sur une autre partie du corps ;

9° S'il est vrai que le chancre suppurant peut revêtir différentes formes, à sa dernière période, du moins sa marche est-elle toujours la même, au début. La pustule fait seulement défaut quand la partie inoculée est excoriée, et elle n'est précédé d'inflammation phlegmoneuse, que lorsque le poison morbide a été introduit dans le tissu cellulaire sous-cutané, ou a pénétré dans les vaisseaux lymphatiques ;

10° Il n'existe pas de période d'incubation dans le sens où ce mot est généralement compris. Le chancre suppurant présente un développement continu depuis le moment où a eu lieu le contact du pus contagieux jusqu'à la formation de l'ulcération;

11° Ce chancre est à son origine une maladie locale.

12° Les symptômes constitutionnels consécutifs au chancre n'apparaissent pas dans tous les cas ; et s'ils se manifestent, ce n'est qu'après un certain laps de temps. (Dans une prochaine leçon, je prouverai que les symptômes constitutionnels ou secondaires n'apparaissent jamais consécutivement à l'existence de cette espèce de chancre.)

13° L'origine de l'affection doit dater du moment où le contact a eu lieu, et non du temps où le malade s'est aperçu de la maladie.

14° Il deviendra évident pour tout médecin qui voudra analyser un grand nombre d'observations, que les ulcérations détruites entièrement dans les 3, 4 ou 5 premiers jours de leur existence ne seront pas suivis d'inflammation secondaire.

15° C'est seulement vers la fin du 5me jour que l'induration du chancre commence (cette induration, nous le verrons plus loin, appartient à une autre espèce de chancre et n'a aucun rapport avec la maladie actuellement décrite). (1).

Tels sont les résultats des recherches de M. Ricord, résultats qu'il publia en 1838, (2) et qui donnent une idée très fidèle des lumières que son mode expérimental de recherches lui avait données. Chaque conclusion est basée sur l'observation directe, et s'il n'y avait eu qu'une seule forme de maladie syphilitique, les conclusions de M. Ricord auraient dû résister à l'épreuve d'expériences subséquentes.

Mais on a prouvé par nombre d'observations et par des expériences plus directes qu'il ne convient peut-être, que l'action syphilitique qui se produit après la contagion n'est pas toujours la même ; une pustule spécifique inoculée, produira

---

(1) Nous regrettons que M. Henri Lee, après avoir donné un résumé des opinions que notre illustre compatriote professait en 1838, n'ait pas fait mention des modifications que M. Ricord a fait subir à ses doctrines, modifications qui ont fait le sujet de ses *Leçons sur le chancre*, publiées par l'un de ses élèves les plus distingués, M. le Dr A. Fournier. Dans ces leçons M. Ricord admet la dualité du virus reconnaît l'existence d'un chancre mou ou suppurant et d'un chancre induré. Celui-là constitue toujours, selon le syphilographe du Midi, une affection locale, tandis que celui-ci (chancre induré) est toujour^s suivi d'accidents constitutionnels. Le plus grand nombre des proprositions ci-dessus énoncées se rapportent au chancre mou. (*Note du traducteur*).

(2) *Traité pratique des maladies vénériennes*, Paris 1838, in-8°.

toujours, il est vrai, une pustule spécifique ; mais il est une forme de maladie autre que la précédente, et beaucoup plus importante pour le malade, qui ne commence pas par une pustule, qui ne peut être réinoculée sur le malade qui en est affecté, qui présente souvent une longue période d'incubation, qui ne peut être détruite par les caustiques, et qui est très certainement suivie de symptômes secondaires.

Quelques-uns des caractères de cette dernière action morbide, ont été confondus, (propositions 12 et 15) avec ceux qui constituent la forme locale suppurante de la maladie. Je m'efforcerai de distinguer les symptômes qui appartiennent à l'une et à l'autre de ces deux processus morbides si différents l'un de l'autre, et de décrire chacun d'eux comme une affection spéciale.

La description de M. Ricord se rapporte, d'une manière générale, à la forme suppurante de la maladie et non à celle qui ne débute pas par une pustule, mais bien par quelque formes adhésives de l'inflammation, telle qu'une papule, un tubercule, une érosion, etc., et offre une base indurée.

Je consacrerai la fin de cette leçon à l'étude de la forme locale de la maladie, à celle qui donne naissance à un chancre mou. Dans la prochaine leçon, nous considérerons la maladie qui donne naissance au chancre induré et ses effets constitutionnels ou symptômes secondaires. Dans la troisième et dans les leçons suivantes, nous décrirons les effets qui résultent d'une double inoculation, et nous vous les exposerons tels qu'ils se présentent dans la nature, sous leurs formes différentes et avec les complications diverses qui peuvent prendre naissance.

Le chancre syphilitique primitif suppurant est une maladie locale, et je ne l'ai jamais vu, bien que j'aie toujours soigneusement et vigilamment observé, infecter la constitution du malade, ou produire des symptômes secondaires. Il commence par une pustule et a une durée limitée. L'inocule-t-on artificiellement, le point inoculé devient rouge pendant les vingt-quatre premières heures, s'élève au dessus des parties environnantes et s'entoure d'une auréole rouge du 2me au 5me

jour; contient un liquide plus ou moins trouble du 3 au 4me jour ; offre une pustule bien dévelopée du 4me au 5me jour et depuis ce moment, jusqu'à la fin de la maladie, est le siége d'une sécrétion de pus bien formé. Un peu plus tôt ou un peu plus tard l'épiderme qui couvre la pustule se détache ; quelquefois il est enlevé au moment de l'inoculation ; ce fait altère l'aspect de l'affection, mais ne détruit pas ses caractères essentiels. Dès que la suppuration commence, il existe une perte de substance au point inoculé, et il se forme un ulcère qui offre des caractères particuliers. Si aucune cause accidentelle ne s'y oppose, il s'accroît également dans toutes les directions et offre une forme circulaire plus ou moins parfaite. Ses bords sont nettement coupés et présentent un contour bien accusé, son aspect, en un mot, peut souvent être comparé à celui d'une perte de substance faite à la peau avec un emporte-pièce. Assez souvent ses bords sont légèrement décollés et renversés. Sa surface est irrégulière, offre quelquefois des granulations, dans d'autres circonstances, au contraire, paraît comme rongée. Souvent le fond de l'ulcère est couvert par une matière grisâtre, visqueuse, adhérente, matière qui résulte sans doute de ce que le tissu subit une espèce de nécrose moléculaire et se sépare graduellement des parties vivantes sous-jacentes.

La suppuration, en elle-même, n'entraîne pas nécessairement une perte de substance; toutefois ces chancres suppurants laissent souvent une cicatrice permanente et déprimée. Cete perte évidente de substance est sans doute directement en rapport avec le degré de nécrose moléculaire auquel nous avons fait allusion et que présente chaque cas particulier.

Le chancre syphilitique suppurant s'accroît graduellement pendant un certain temps, reste alors stationnaire et en définitive guérit. On reconnaît que l'ulcère est en voie de guérison, à son aspect propre et non sanieux, aux granulations rouges qui couvrent sa surface, à la diminution dans l'intensité de la couleur rouge de l'aréole, à l'effacement graduel de la saillie que formaient les bords de la plaie.

Telle est la description de la forme type du chancre ; mais cette forme peut être modifiée par des causes variées et accidentelles dont je vais vous signaler les plus importantes :

1° Si la pustule spécifique est détruite par l'application d'une substance caustique pendant les cinq premiers jours de son existence, il ne restera qu'un simple ulcère qui ne présentera aucun des caractères de la maladie spécifique.

2° Suivant que le chancre rencontre, pendant sa période d'accroissement, des tissus de nature différente, ou envahit des couches de même structure, sa forme et son aspect sont différents.

3° Si l'inflammation spécifique s'étend au tissu cellulaire, il se fait une exsudation inflammatoire qui détermine une induration de la base du chancre dont la ressemblance avec celle dont est généralement accompagné le chancre infectant et que nous décrirons dans la prochaine leçon, est quelquefois très grande. L'induration qui entoure l'ulcère suppurant est généralement caractérisée par l'effacement graduel qu'elle présente de la circonférence aux parties saines. Si cette exsudation inflammatoire rencontre en se développant, un tissu différent, elle peut se terminer brusquement ; c'est dans ces cas qu'il est quelquefois impossible de distinguer, par le toucher seul, cette espèce d'induration de celle du chancre qui infecte la constitution du malade. Les caractères de la sécrétion de l'ulcère, son inoculabilité sur le même malade, la manière dont les faits se sont passés devront être pris en considération et serviront à distinguer la maladie.

Observation. Un malade qui se croyait bien instruit des caractères du chancre infectant se présente à moi en mars 1859. Il avait sur le côté droit du frein un ulcère qui s'étendait le long de l'urèthre dans une étendue de trois quarts de pouce environ. En progressant, l'ulcère s'entoura d'une induration considérable, et qui se terminait brusquement près de l'urètre. Il devenait alors impossible de distinguer cette induration de celle qui accompagne un ulcère infectant induré et le malade croyait que son affection offrait tous les caractères d'un vrai chancre huntérien. Cependant la manière dont les faits s'étaient passés, et le caractère du liquide sécrété fournissait une preuve du contraire; ce ne fut pas sans grande difficulté que je parvins à persuader au malade de se traiter comme s'il était atteint d'une affection locale. Je m'aventurai à lui assurer que sa constitution ne serait pas affectée et j'eus la satisfaction de le voir le 5 novembre 1860 et de nouveau le 21 février 1862, et de constater qu'il n'avait offert aucun symptôme constitutionnel, bien qu'il n'eût été soumis à aucun traitement général.

La variété de l'ulcère syphilitique suppurant et primitif qui s'accompagne de l'induration dont je viens de parler est désignée sous le nom de variété phlegmoneuse.

4° Le plus remarquable de tous les accidents qui se produisent et qui modifient la marche d'un chancre suppurant. est l'absorption par les vaisseaux lymphatiques d'une partie des tissus affectés ou de la sécrétion qu'ils ont produite.

L'absorption lymphatique de la sécrétion d'un ulcère syphilitique suppurant donne aussi bien que l'inoculation la preuve de la nature de cet ulcère. Les effets produits sont les mêmes, que la sécrétion de l'ulcère ait été transportée en un autre point du corps à l'aide de la pointe d'une lancette ou par l'absorption lymphatique. Dans l'un ou l'autre cas, le principe morbide germera et produira ses effets naturels là où il séjournera. L'action morbide qui s'ensuit se termine constamment et sans qu'il existe une période d'incubation (dans l'acception ordinaire de ce mot) par la formation d'une petite quantité de matière qui offre toujours des propriétés particulières. Cette matière est du pus, et du pus qui jouit de la propriété de reproduire son action spécifique, quand il est inoculé sur un point quelconque de la surface du corps du même malade ou sur une autre personne. C'est pourquoi ce pus est dit spécifique. A l'œil nu et à l'examen microscopique il offre tous les caractères du pus ordinaire, mais en outre il possède des qualités spécifiques qui ne sont connues que par leurs effets.

Toutefois même à l'œil nu et à l'examen microscopique le

liquide sérété par l'ulcère syphilitique suppurant présente des caractères qui le distinguent de celui auquel donne naissance le chancre induré (forme infectante de la syphilis). Il consiste en un pus bien formé, et dont chaque globule offre à peu près la même dimension et est séparé d'une manière distincte des globules voisins. Si, dans un cas douteux, on prend du pus d'un chancre, si on y ajoute quelques gouttes d'acide acétique étendu, et si on place ce mélange sous le champ du microscope, on aura sous les yeux les caractères distinctifs des g'obules de pus, caractères qui sont représentés dans la Fig. I.

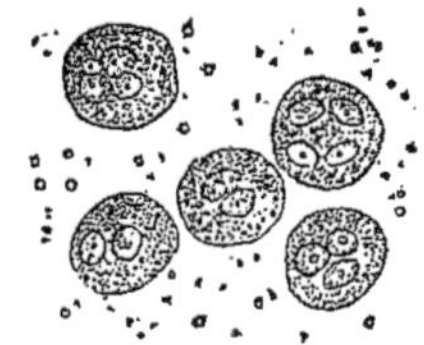

Fig. 1.

L'aspect que l'on obtient en agissant ainsi, est entièrement différent de celui que donne le liquide secreté par un chancre induré.

Quand ce pus spécifique a produit ses effets ordinaires dans un vaisseau lymphatique ou dans une glande lymphatique, c'est-à-dire a donné naissance à une nouvelle quantité de pus, ce liquide engendre une irritation spécifique dont le résultat est la production d'un abcès qui finit par s'ouvrir à l'extérieur, et se vide ainsi de son contenu. Dans un tel cas, la matière située dans l'intérieur de la glande ou du vaisseau lymphatique conserve constamment ses caractères spécifiques ; mais le pus qui, pendant toute la durée de la période suppurative, se forme en dehors du vaisseau ou de la glande n'est pas d'ordinaire un pus spécifique. La maladie progressant, ces deux sécrétions peuvent se mélanger, et par conséquent tout le pus peut acquérir les caractères du pus spécifique et la surface de tout l'ucère peut fournir une sécrétion spécifique.

L'absorption lymphatique d'un ulcère lymphatique suppurant produit nécessairement un bubon suppurant. Tous les efforts que l'on peut faire pour empêcher une telle affection de suppurer, sont vains et inutiles ; la maladie suit la même marche, qu'elle occupe le système lymphatique ou la surface du corps.

La maladie que je viens de décrire n'est pas influencée par le traitement mercuriel, et il est d'autant plus superflu de conseiller cette médication dans le but de prévenir l'infection syphilitique que le chancre suppurant livré à lui-même n'est jamais suivi d'accidents constitutionnels.

L'ulcère syphilitique suppurant se cicatrise quelquefois lentement, et des applications topiques variées sont quelquefois vainement mises en usage. Chez un malade de mon service, à l'hôpital Saint-Georges, un ulcère de cette nature existait depuis quatre mois et paraissait fort peu influencé par le traitement ; mais le malade finit, après ce laps de temps, par obtenir sa guérison et il jouit maintenant d'une excellente santé, bien qu'il n'ait pas pris de mercure.

On a souvent inoculé plusieurs fois consécutivement l'ulcère syphilitique suppurant sur le même malade dans le but supposé de produire dans l'économie l'état particulier que l'on a désigné sous le nom de syphilisation (1); mais puisque la maladie reste toujours locale, quelque soit le nombre de fois qu'on la reproduise, on ne peut donc, à l'aide de ce moyen, obtenir d'effet permanent ou constitutionnel, encore moins un état de

---

(1) C'est à M. Auzias-Turenne que nous sommes redevables de la découverte de la syphilisation; cette méthode est aujourd'hui mise en usage dans plusieurs villes, et enseignée dans quelques universités, Si l'on en croit même M. Boeck et Spérino, elle ne présenterait aucun danger pour les syphilitiques qui y sont soumis, et sera't suivie dans la plupart des cas d'une guérison parfaite. La syphilisation, à tort ou à raison, je ne puis être juge en cette circonstance, a été jusqu'à ce jour l'objet d'un accueil peu sympatique de la part des médecins français en général. Ajoutons, pour terminer cette note, que M. Auzias-Turenne a inoculé, non-seulement le chancre mou, mais encore le chancre induré, dans le but de produire la syphilisation.   (Note du traducteur.)

l'économie qui la rendrait impropre à être affectée de la forme infectante de la maladie. On doit cependant admettre que lorsqu'un malade est atteint de syphilis constitutionnelle, les symptômes qui se sont déjà développés, disparaîtront souvent sous l'influence de la syphilisation. Elle est *principalement* efficace contre les affections de la peau, qui disparaissent *sans doute*, dans certaines circonstances, par suite d'une espèce de *contre irritation* produite par l'inoculation répétée de la matière syphilitique et par la supuration des points inoculés·

Nous devons noter, eu égard à la syphilisation, un fait très important et très intéresant : Une partie du corps qui a subi des inoculations multipliées devient de moins en moins susceptible de subir l'influence du poison, et un moment arrive où les inoculations, cessant de donner naissance à une sécrétion purulente, ne sont plus suivies de leurs effets habituels. Mais si on fait de nouvelles inoculations avec du pus récent, elles réussiront encore, pour perdre graduellement leur vertu, comme en premier lieu. Cette manière d'agir peut être répétée jusqu'à ce que la partie du corps, siége des inoculations, ne soit plus susceptible de subir les effets de l'inoculation de la sécrétion du chancre syphilitique suppurant. Alors même, une partie nouvelle peut être inoculée, et la même série d'opérations répétée sous l'influence de ce mode de traitement, il arrive enfin un moment, dit-on, où les inoculations ultérieures, faites avec le pus d'un chancre suppurant sur une partie quelconque, ne donnent aucun résultat. Cependant, après un certain laps de temps, le chancre syphilitique suppurant peut encore être communiqué, mais sans jamais déterminer l'infection syphilitique ou constitutionnelle du malade.

DEUXIÈME LEÇON.

DU CHANCRE INFECTANT,

La lésion par laquelle se fait l'infection syphilitique de l'économie consiste en une fissure, une érosion ou une papule. Ces affections sont, à leur origine, très-difficiles à reconnaître: elles ne présentent pas de caractères à l'aide desquels on puisse les distinguer des effets similaires que produit une cause accidentelle d'irritation, et elles peuvent être masquées par la coexistence d'autres accidents locaux vénériens.

Les premiers accidents de l'infection syphilitique attirent généralement fort peu l'attention. Ils surviennent sans déterminer aucun trouble ; aussi le malade a-t-il de la tendance à croire qu'il n'est affecté que d'un accident de fort peu d'importance, opinion qui a été trop souvent partagée par le chirurgien appelé à lui donner ses soins. Lorsque la maladie se déclare, elle revêt l'une ou l'autre des trois formes de l'inflammation adhésive.

1° L'épiderme de la partie supérieure du gland semble se desquammer ou bien une étendue limitée de la muqueuse offre pendant plusieurs jours une couleur livide ou pourpre. Les couches du tissu sous-jacent ne sont le siége d'aucune infiltration ; aussi n'existe-t-il pas d'induration spécifique : à la surface se fait une sécrétion consistant en écailles éphithéliales et en globules de lymphe plus ou moins parfaitement formés. Chez la femme existe probablement une affection correspondante et non indurée de quelque partie de la membrane muqueuse; mais elle n'a pas encore été décrite jusqu'à ce jour, à cause sans doute, des difficultés qui entourent la recherche de lésions semblables.

2° Un tubercule induré et non ulcéré peut se former sur la peau ou sur la membrane muqueuse et présenter tous les caractères d'une induration spécifique n'offrant aucune perte de substance.

3° Mais c'est sans contredit l'affection que l'on a désignée sous le nom de chancre induré ou huntérien qui constitue le plus souvent la lésion initiale de l'infection syphilitique. Lorsque cette affection existe, on observe un dépôt de lymphe plastique dans le tissu cellulaire de la peau ou de la membrane muqueuse, et consécutivement une nécrose moléculaire qui donne lieu à l'issue de la matière nouvellement déposée et à la formation d'un ulcère; mais, comme ce sont des éléments de nouvelle création qui sont éliminés, il ne se fait pas de cicatrice déprimée ou de perte de substance du tissu normal.

Si le chancre infectant n'est pas le siége d'une irritation accidentelle, il ne donne pas naissance à la sécrétion d'un liquide purulent, mais d'une sérosité plus ou moins trouble contenant des débris épithéliaux, des globules de lymphe plus ou moins parfaitement formés, et ces mêmes globules en voie d'évolution. Pendant la durée de cette sécrétion, la suppuration peut se produire soit parceque une croûte, soit parceque les lotions qui ont été faites ont déterminé de l'irritation; mais dès que la cause irritante a été enlevée, la sécrétion naturelle existe seule. Dans un cas douteux il faut placer une petite quantité de la sécrétion sur une plaque de verre, y ajouter une goutte d'acide acétique et faire l'examen microscopique : on constatera que l'aspect est tout différent de celui que j'ai décrit dans ma dernière leçon et que je regarde comme caractéristique de la sécrétion du chancre suppurant (non infectant).

J'ai eu soin de panser le chancre en voie d'évolution sur lequel j'ai pris le liquide destiné à l'examen microscopique, avec des compresses d'eau pure, pendant les deux ou trois jours qui précédèrent cet examen.

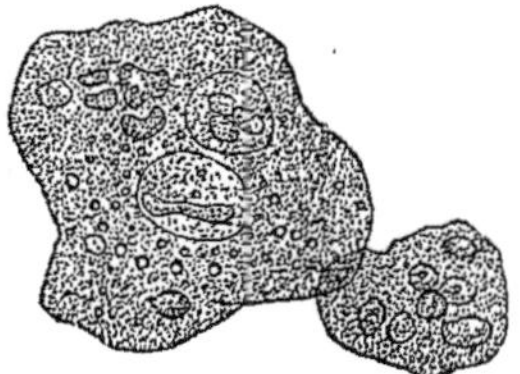

Fig. 2.

Ces trois lésions primitives de l'infection syphilique, constituent toutes les modifications que peut revêtir la forme adhésive de l'inflammation ; il y a certainement lieu de croire que les deux premières n'ont pas été reconnues par la majorité des syphiliographes, fait qui nous explique comment on a pu rapporter des exemples de syphilis constitutionnelle sans lésion primitive (1).

L'induration qui accompagne la deuxième et la troisième formes de l'inflammation adhésive fournit, quand elle est bien nette, un signe diagnostique de la nature de la maladie. Elle entoure les bords et la base du chancre à une distance à peu près égale dans toutes les directions, se termine brusquement dans le tissu environnant, et donne souvent la sensation d'une substance étrangère, telle qu'une partie de cartilage ou qu'une moitié de pois qui aurait été introduite dans l'épaisseur de la peau. Cette induration dépend de l'infiltration de lymphe plastique dans le tissu cellulaire sous-cutané ou sous-muqueux et lorsque l'infiltration est considérable, la partie qui en est le siége s'élève au dessus des parties environnantes et donne naissance à la variété d'ulcère qui a été désignée sous le nom d'*ulcus elevatum* (2).

(1) M. Ricord (loc. cit.) dit : « Les formes que prend au début le chancre induré sont les mêmes que celles du chancre simple. Tantôt, c'est une pustule qui précède l'ulcération ; tantôt cette dernière s'établit d'emblée. » Il n'admet donc pas que la syphilis constitutionnelle puisse débuter par une papule.

Dans une brochure intitulée : *Du chancre produit par les accidents secondaires*, M. Langlebert (Edmond) a soutenu que les accidents secondaires étaient contagieux, et que la syphilis constitutionnelle communiquée par le produit d'un accident secondaire avait pour point de départ un chancre induré.

M. Auzias Turenne, au contraire, prétend que la syphilis constitutionnelle a souvent pour point de départ une papule précédée d'incubation, qui s'ulcère, puis s'indure et retentit constamment sur les ganglions qui correspondent à l'endroit affecté. Ce pseudo-chancre induré, est le résultat de la contagion d'accidents secondaires et donne plus sûrement la syphilis que le chancre véritable. (*Voyez plus loin une note complémentaire.*)   (*Note du traducteur*).

(2) MM. Ricord, Fournier, Buzenet soutiennent que le chancre

Cette induration a dû être souvent confondue avec l'infiltration qui entoure la variété phlegmoneuse du chancre suppurant et avec celle qui reconnaît pour cause une irritation accidentelle; mais dans la grande majorité des cas elle peut être distinguée à l'aide de sa terminaison brusque et de son égale consistance dans tous les points. Il est un autre état morbide dont elle n'est pas si facilement distinguée, je veux parler de l'induration secondaire qui fait partie du cortège des symptômes constitutionnels de la syphilis. Cette induration secondaire peut apparaître sur les mêmes parties du corps que le chancre primitif infectant; dans les deux cas l'induration dépend d'un dépôt plastique de cause spécifique, a de la tendance à prendre plus ou moins la forme tuberculeuse et peut se terminer brusquement. En général, cependant cette induration périphérique et nettement limitée est plus marquée dans la première que dans la seconde forme de la maladie.

L'infection syphilitique ne se manifeste pas immédiatement après l'application du poison. Une période d'incubation suit l'inoculation, et durant cette période, le malade ne perçoit aucun phénomène et se croit bien portant. C'est trois à sept semaines après que le malade a subi l'action de la cause morbide que le premier accident se manifeste. Dans l'intervalle peuvent survenir quelques autres accidents vénériens, tels que ceux qui apparaissent après un contact impur; mais les symptômes caractéristiques de l'infection syphilitique ne se manifestent qu'après la période d'incubation que je viens d'indiquer (1).

céphalique est toujours un chancre induré ; M. Rollet * avance au contraire que le chancre simple peut être inoculé à la face aussi bien que sur les autres points du corps, ainsi que le lui ont démontré ses expériences. Inoculez, dit-il, page 316, le chancre simple vous obtiendrez toujours la pustule. M. Henri Lee ne s'explique pas sur ce point.   (*Note du traducteur*).

(1) Dans un chapitre intitulé : De la coexistence de la Blennorrhagie et de la syphilis (Blennorrhagie syphilitique). » M. Rollet (loc. cit.)

* *Recherches sur la syphilis, le chancre simple et la blennorrhagie.* 1862, 1 vol. in-8 avec atlas de planches coloriées.

Il existe, toutefois, une remarquable exception à cette règle : elle concerne la réinoculation de la sécrétion d'un chancre infectant (1) immédiatement après son apparition. Dans ce cas, l'inoculation donne naissance à un chancre dans un très court délai, et l'induration qui accompagne l'ulcère syphilitique se développe très rapidement. On a dit que, si l'on pratiquait des inoculations vaccinales plusieurs jours de suite sur une même personne, les vésicules vaccinales arriveraient toutes en même temps à maturité. Or, l'infection syphilitique donne des résultats à peu près semblables. Si, en effet, une personne étant infectée, un chancre apparaît trois ou quatre semaines après le contact impur, et si on inocule le liquide sécrété par cet ulcère, l'inoculation réussira probablement, et l'induration des deux ulcères apparaîtra ensuite simultanément. Dès que l'induration caractéristique est établie, le chancre infectant cesse d'être réinoculable ; toutefois, si, après un certain laps de temps, on détermine une nouvelle action morbide en un point du corps, si on applique, par exemple, un vésicatoire, on obtient une sécrétion inoculable sur le malade lui-même ou sur un autre malade syphilitique. La marche des inoculations que l'on produit de cette manière ne ressemble

écrit que la blennorrhagie peut coexister avec le chancre infectant ou des manifestations syphilitiques constitutionnelles, mais que l'existence du chancre ou d'autres accidents vénériens situés en d'autres points de l'urètre ne lui imprime aucune modification ; que la blennorrhagie reste toujours une affection locale, et conserve ses caractères spéciaux ; que la blennorrhagie simple n'est jamais suivie d'accidents généraux, que si l'on constate des manifestations syphilitiques chez des malades qui affirment de bonne foi n'avoir jamais eu d'autre accident vénérien que la blennorrhagie, il faut attribuer ces accidents soit à un chancre urétral, soit à un chancre qui siégeait en un autre point du corps et a passé inaperçu.

Note du traducteur.

(1) *Rollet, Recherches cliniques et expérimentales sur la syphilis le chancre simple et la blennorrhagie,etc.* Paris, 1862, 1 vol. in-8 avec atlas de 20 pl. color. et noires.

pas à celle des inoculations pratiquées sur des individus indemnes de tout accident syphilitique (1).

On a fait des statistiques très remarquables sur la réinoculation de la sécrétion des chancres infectants. En 1855, M. Clerc professa que cette sécrétion ne pouvait être inoculée, théorie qui correspond à ce dogme de Ricord, dont elle n'était peut-être qu'une déduction : que l'on ne peut avoir qu'une seule fois la syphilis. De cette opinion découlait cette conclusion : puisque le chancre induré est l'accident précurseur obligé de la syphilis constitutionnelle, et puisque l'on considère la syphilis comme toujours consécutive à l'existence d'un chancre induré, un malade atteint de syphilis constitutionnelle est inapte à subir des réinoculations capables de déterminer en lui l'apparition de la même maladie. En 1856, on fit, sur ce sujet, des expérimentations à l'hôpital Lock, et les résultats que l'on obtint ont été rapportés dans la *Revue médico-chirurgicale britannique et étrangère* de la même année; on arriva à conclure que le chancre induré ne pouvait être inoculé sur un malade dont l'économie était déjà syphilisée, dans 'acception propre de cette expression.

En 1856, M. Fournier a également inoculé cent malades avec leurs propres chancres infectants ; ces inoculations ne furent suivies de succès qu'une à trois fois seulement. Ces résultats ne furent publiés qu'en 1858.

M. Rollet, dans l'ouvrage que nous avons déja cité dit avoir inoculé deux cents malades affectés de chancres infectants avec la sécrétion de leurs propres chancres et n'avoir réussi que six fois sur cent. Ces chancres d'inoculation furent dits auto-inoculables. Dans tous les autres cas l'inoculation échoua.

Les résultats des expériences de MM. Fournier et Rollet coïncident d'une manière surprenante avec ceux que m'a

---

(1) M. Auzias-Turenne, ainsi que nous l'avons déja dit, a inoculé avec succès le chancre huntérien sur le malade qui en était porteur. — Il est probable qu'il a fait les inoculations avant l'apparition de ' induration   (*Note du traducteur.*)

fournis .a statistique des faits que j'ai observés. Pendant le cours des années 1855 et 1856, j'ai recueilli avec soin les observations de tous les malades qui ont passé sous mes yeux, et sur cent chancres diagnostiqués suppurants, c'est-à-dire, non infectants, il n'y en eut que deux qui furent suivis de symptômes secondaires. Le nombre des exceptions à la règle générale, sur un chiffre si considérable de faits, offre un rapport curieux avec celui qu'ont donné les expériences de MM. Fournier et Rollet. Dans les trois séries d'observations, les exceptions peuvent être attribuées à une même cause: une double inoculation a sans doute eu lieu dans tous les faits exceptionnels et a donné naissance à l'affection locale syphilitique et au chancre infectant. Le chancre mou avait, chez les malades de MM. Fournier et Rollet, fourni le pus inoculable, et chez ceux que j'ai observés, masqué les caractères de l'affection que j'essayai de diagnostiquer. Cette conclusion est confirmée par les résultats des inoculations : l'affection que l'on obtint par l'inoculation d'un chancre supposé induré ne fut pas un chancre induré de même nature, mais une pustule, origine caractéristique du chancre mou. Dès lors, nous pouvons pratiquement conclure qu'un ulcère syphilitique qui donne naissance à une sécrétion capable d'être inoculée et de produire une pustule spécifique, doit être considérée comme un accident local et n'exigeant aucun traitement interne; tandis qu'au contraire, une affection qui donne naissance à une sécrétion qui n'est pas auto-inoculable ne doit pas être considérée comme locale et nécessite un traitement général destiné à prévenir ou à diminuer les symptômes secondaires.

Peu d'années se sont écoulées depuis l'époque où l'on considérait l'auto-inoculabilité d'un chancre comme la preuve de sa nature syphilitique et de la nécessité de donner du mercure. Cette doctrine fut même soutenue dans quelques-uns de nos Traités de la syphilis les plus répandus. Mais il est maintenant prouvé que cette opinion était un guide dangereux au point de vue scientifique, et était entièrement opposée à la vérité au point de vue pratique. Les autorités syphiliographiques du

Continent et de l'Angleterre, en confondant dans leurs descriptions, les deux affections auxquelles donne naissance la maladie syphilitique, déterminèrent une confusion regrettable. Il faut espérer qu'elles sont maintenant assez nettement séparées l'une de l'autre pour que toute confusion soit désormais impossible.

Les bords d'un chancre infectant type, adhèrent intimement aux tissus sous-jacents, sont légèrement coupés à angles aigus ou même arrondis, mais ne sont jamais aussi nettement taillés à pic, aussi aigus, aussi bien limités que ceux du chancre mou (1). La surface du chancre infectant offre une couleur variable ; elle présente quelquefois une couleur faon ; quelquefois, au contraire, elle est uniformémeut rouge : enfin elle peut présenter des lambeaux de matière adhésive de couleur grisâtre. Ces divers aspects dépendent soit du fait de l'élimination, soit de la présence de la matière exsudative qui forme la base indurée du chancre.

Outre la nature et l'inoculabilité du chancre, l'état des ganglions lymphatiques est d'un secours précieux pour le diagnostic de l'infection syphilitique primaire. Dans la leçon précédente nous avons vu qu'une partie du liquide sécrété par l'ulcère suppurant, pouvait être entraînée à travers les vaisseaux lymphatiques et reproduire son action morbide spéciale, soit dans les vaisseaux lymphatiques, soit dans les ganglions inguinaux; nous avons considéré ce phénomène comme une espèce de réinoculation, comme un transport naturel de la maladie. Dans la première partie de cette leçon, nous avons démontré

---

(1) M. Ricord dit dans ses Leçons sur le chancre, publiées par le Dr A. Fournier : « Le chancre mou est, pour ainsi dire, creusé à *l'emporte pièce*; le chancre induré est fait à *l'évidoir*; sur l'un les bords sont abrupts et comme taillés à pic, sur l'autre les bôrds fuient vers le fond par une pente insensible, de façon que l'ulcère prend un aspect cupuli-forme.

Les bords du chancre mou sont le plus souvent décollés ; ceux du chancre induré adhérents. »   (*Note du traducteur.*)

qu'au début de l'infection syphilitique, le chancre donne naissance à une sécrétion inoculable. La connaissance de ces deux faits nous fera mieux comprendre la pathologie de l'engorgement ganglionaire indolent et chronique, qui fait suite à l'infection syphilitique.

Nous avons vu que la partie qui a été le siége primitif de l'inoculation présente la forme adhésive de l'inflammation ; or, si on inocule une petite quantité du liquide sécrété en ce point avant le développement de l'action adhésive spécifique, les deux surfaces inoculées présenteront le même aspect, et si le même effet se produit naturellement, si par exemple le liquide infecté est entraîné le long des vaisseaux lymphatiques, l'action spécifique adhésive se produira au point d'arrêt de ce liquide.

Ainsi les deux formes de la maladie syphilitique sont auto-inoculables : la forme suppurante pendant toute sa durée, la forme adhésive, pendant les premiers jours de son existence, c'est-à-dire avant l'apparition de l'induration spécifique. La sécrétion de ces deux chancres peut, par une auto-inoculation naturelle (par l'absorption lymphatique) être transportée jusqu'aux ganglions lymphatiques et y reproduire ses effets spécifiques. Il semble, toutefois, que l'absorption lymphatique ne doit pas être si rapide dans la forme suppurante de la maladie où l'issue du liquide sécrété est facile que dans la seconde forme où les tissus infectés sont souvent pendant plusieurs semaines le siége d'une infiltration spécifique. En conséquence, l'absorption lymphatique n'a pas toujours lieu dans la forme suppurante de la maladie; elle constitue l'exception et non la règle, et lorsqu'elle a lieu, elle ne détermine, en général, que l'engorgement d'un seul ganglion (1). Au con-

---

(1) Nous lisons dans les Leçons sur le chancre de Ricord : « Le chancre non induré n'exerce pas sur les ganglions une action fatale et nécessaire, le plus souvent même, les ganglions restent calmes et froids. — Sur 207 malades observés par M. A. Fournier, 65 seulement présentèrent un bubon. Ce bubon put être une adénite inflammatoire

traire, la forme adhésive de la maladie détermine, presque toujours l'engorgement d'un grand nombre de ganglions lymphatiques; c'est même à cause de ce fait que l'affection des ganglions inguinaux est désignée sous le nom de *bubon multiple indolent*.

L'inflammation spécifique adhésive des ganglions inguinaux offre des caractères particuliers; elle apparaît à peu près en même temps que l'induration spécifique. Cette forme particulière d'auto-inoculation se produit donc à l'époque à laquelle le chancre peut être inoculé sur une autre partie du corps du malade.

Il est probable qu'un chancre qui cesse d'être auto-inoculable sur les téguments du malade, ne peut plus fournir aux vaisseaux absorbants de sécrétion capable de déterminer leur induration spécifique. Au contraire, le chancre syphilitique suppurant, qui donne naissance à une sécrétion auto-inoculable pendant toute son existence, peut à chaque période de sa durée donner naissance à un bubon suppurant.

Il n'existe quelquefois qu'un seul ganglion engorgé chez les malades atteints d'infection syphilitique, mais le plus souvent c'est un engorgement multiple que l'on constate. Le volume des ganglions lymphatiques s'accroît, sans déterminer aucune douleur et sans que le malade s'aperçoive qu'une partie de son corps est devenue le siège d'un développement inusité. L'engorgement est limité au tissu même des ganglions et n'envahit pas les parties environnantes. Chaque tumeur peut acquérir les dimensions et la forme d'une écorce sèche d'amande, et j'ai l'habitude de décrire cette affection particulière sous le nom d'état amygdaloïde des ganglions inguinaux.

simple, susceptible de résolution ou suppurant sans spécificité virulente; ou un bubon spécifique, véritable chancre ganglionnaire suppurant fatalement, sécrétant un pus inoculable et transformant en chancre la plaie consécutive à l'ouverture du foyer.

(Note du traducteur.)

On sent facilement, avec les doigts que chaque ganglion roule dans le lit que lui forme le tissu cellulaire environnant, et que la peau indemne de tout état morbide, se meut facilement sur lui. Les ganglions sont durs et donnent au toucher la même sensation que l'induration du chancre infectant; cette dureté particulière dépend de ce que la matière plastique récemment exsudée, est limitée au ganglion et soigneusement circonscrite par sa capsule.

Les ganglions lymphatiques indurés ne suppurent pas et l'on peut regarder ce fait comme une loi générale et ne souffrant d'exception qu'autant que la maladie est accompagnée de complications. Cependant, nous entendons encore parler de temps en temps, dans la pratique civile, de bubons suppurants consécutifs à des chancres infectants. Or, quelques-uns d'entre eux sont des bubons scrofuleux, quelques-uns, des bubons provenant de quelque cause accidentelle d'irritation, et quelques autres des bubons qui sont survenus consécutivement à des accidents secondaires, c'est-à-dire à une éruption d'une partie des téguments, dont les lymphatiques vont se rendre aux ganglions malades.

Mais, ces causes d'erreur écartées, il reste encore un petit nombre d'exemples de chancres infectants ayant donné naissance à un bubon suppurant. Leur nombre n'a pas été établi statistiquement; mais il est en réalité très petit, et même moindre que celui des faits de chancres infectants, gardant leur auto-inoculabilité après le développement de leur induration spécifique. L'exception, dans les deux classes de cas, est sans doute due à la même cause, c'est-à-dire, à une double inoculation sur la même partie du corps.

Nous devons encore noter un fait très remarquable relativement à l'absorption lymphatique consécutive soit au chancre suppurant, soit au chancre infectant. Les ganglions dans lesquels se rendent directement les vaisseaux absorbants sont les seuls affectés : on les appelle ganglions primaires.

Les ganglions secondaires, c'est-à-dire ceux qui reçoivent

leurs vaisseaux lymphatiques d'autres ganglions ne présentent jamais ces lésions spécifiques spéciales aux accidents primitifs de la syphilis. Aussi est-il évident que l'infection syphilitique de l'économie du malade ne peut avoir lieu par l'intermédiaire des vaisseaux lymphatiques. L'action spécifique ne va pas au-delà de ce premier système des ganglions avec lesquels la sécrétion du chancre est mise en contact ; l'engorgement ganglionnaire peut donc être considéré comme faisant partie du cortége des symptômes primitifs. Un ganglion inguinal affecté d'induration spécifique déterminerait, sans doute, l'infection de l'économie du malade s'il n'existait pas d'autres causes d'infection ; mais ce serait à l'aide du sang qui circule à travers son tissu morbide et non à l'aide du transport du poison morbide dans le canal thoracique. De même un chancre infecte la constitution du malade à l'aide du sang qui, circulant à travers son tissu, subit l'influence syphilitique, et non à l'aide de l'absorption lymphatique.

Quand un malade est affecté de syphilis, on peut constater que l'exhalation de matière plastique qui s'était manifestée au siége primitif de la maladie peut encore se produire en quelque point du corps que ce soit. Cette disposition à l'effusion plastique peut être constatée à chaque période de la maladie. Nous l'avons envisagée dans l'accident primitif de la syphilis, et nous l'avons considérée comme donnant naissance à l'induration spécifique des ganglions lymphatiques ; nous pouvons la suivre dans la période secondaire de la maladie où elle donne lieu au dépôt de lymphe plastique dans l'iris, de tubercules dans le tissu cellulaire et les divers organes internes, à des nodus osseux, et aux différentes formes d'éruptions papuleuses et tuberculeuses de la peau. Toutes ces variétés d'accidents secondaires doivent être rapportées à la même disposition de l'économie. Si cette lymphe plastique, exsudée dans les tissus, y séjourne, elle subit l'influence des milieux où elle se trouve, et finit par en constituer une partie intégrante (1).

(1) MM. Ricord, Cullerier, Puche, Diday, etc., considèrent le

Le Dr Herman, écrivain allemand, a dernièrement publié les opinions qu'il professe sur la syphilis. Ce médecin pense que la syphilis est une maladie locale, et qui n'exige par conséquent aucun traitement général. Il n'a jamais observé, dit-il, l'infection générale de l'économie d'un malade; aussi considère-t-il le mercure et l'iode comme dangereux.

Il est évident que le Dr Herman, s'il a bien observé, n'a vu que l'une des deux classes d'affections syphilitiques que nous avons décrites. Dans un ouvrage publié dernièrement par M. Labatt, sont consignées des observations, qui par suite de circonstances spéciales, appartiennent presque toutes à la forme locale ou suppurante de la maladie ; or le Dr Herman par une cause inexplicable, peut n'avoir observé que des malades atteints de l'affection locale de la syphilis.

La cautérisation ne procure aucun avantage dans le traitement de l'infection syphilitique. Une période d'incubation s'étant manifestée avant l'apparition de la maladie, on ne peut sans errer, concevoir l'idée de détruire le poison morbide à l'aide d'une application caustique en un point du corps. D'autre part, la pratique a démontré d'une manière évidente la vérité de cette vue de l'esprit. Les chancres infectants, en effet, qui ont été détruits le jour même de leur apparition ont continué de s'étendre et ont déterminé leurs effets habituels. On ne pourrait même pas prévenir l'infection générale, en enlevant le chancre à l'aide de l'instrument tranchant. L'action morbide s'est déjà propagée, en effet, à d'autres parties du corps, et a déjà influencé les ganglions lymphatiques avant qu'elle ne manifeste son existence par quelque signe sensible. Un trai-

chancre induré comme la seule porte d'entrée de la syphilis constitutionnelle.

Les médecins de l'hôpital St-Louis, sont partagés en deux camps : les uns, MM. Cazenave, Devergie, Gibert et Bazin admettent que la syphilis peut être consécutive soit à un chancre mou soit à une blennorrhagie; M. Hardy, au contraire, partage l'opinion de MM. Ricord, etc.)   (*Note du traducteur,*)

tement général, sagement institué et longtemps continué est
le seul duquel on puisse espérer la guérison de cette maladie(1).

(1) De tous les chancres que j'ai cautérisés du premier au quatrième jour de la contagion, aucun n'a été suivi des symptômes de
l'infection constitutionnelle. (Ricord).

M. le professeur Sigmond, de Vienne, a émis une opinion à peu
p   mblable. (H. Fournier).

Les acides sulfurique, nitrique, hydrochlorique, citrique, acétique, la potasse, la soude, l'ammoniaque, etc., possèdent la propriété
de prévenir le développement de la pustule chancreuse, lorsqu'on
les applique sur le point inoculé pendant quelque temps, et cela, 2,
4, 6, et jusqu'à 12 ou 24 heures après l'inoculation. (Rollet).

(*Note du Traducteur*).

Double inoculation syphilitique. Transmission de la syphilis par le accidents secondaires et la vaccination.

Une opinion populaire qui se perpétue depuis un certain temps et se trouve très répandue dans la société, repose en général sur des faits réels, mais qui, le plus souvent, ont été peu à peu altérés. Le seul moyen de désabuser l'esprit public des erreurs qui ont pu se greffer ainsi sur l'observation directe, c'est de démontrer clairement quels sont les faits sur lesquels on a basé l'opinion théorique généralement admise; tout le monde peut alors se faire une conviction et chasser de son esprit les craintes chimériques et les superstitions qui y avaient été entretenues. Certes, on ne saurait trop faire l'éloge de la découverte de notre immortel compatriote, Jenner, toutefois, s'il est vrai que la vaccination a considérablement contribué à augmenter le bien-être du genre humain, il est non moins vrai que ses résultats eussent été plus beaux encore, si dès le début, on avait connu clairement de quels inconvénients elle pouvait être suivie. Tous les médecins auraient alors pu déclarer à leurs malades que la vaccination ne donnait naissance à aucun accident, quand on prenait telle et telle précaution, et ceux-ci auraient reconnu qu'ils n'avaient aucune crainte à avoir, soit pour eux-mêmes, soit pour leurs enfants, lorsque certaines conditions étaient remplies.

Malheureusement, nous n'avons pu encore obtenir ce résultat. Les habitants des districts de quelques contrées du centre de l'Angleterre refusent constamment de faire vacciner leurs enfants, malgré la loi promulguée par le Parlement. Les enfants sont ainsi privés du bienfait qu'ils pourraient tirer de la plus grande découverte qui ait jamais été faite. Si ces pauvres gens étaient certains que les médecins connaissent les accidents qui suivent la vaccination et peuvent les éviter, ils se confieraient à eux, en cette circonstance, comme ils le font en toute autre. C'est l'idée vague que la vaccination peut être suivie de quelque accident, qui détermine en eux un manque absolu de confiance. On prend des précautions contre un mal bien connu. En fait, le peuple n'est aussi effrayé de la vaccination que parce qu'il pense qu'un état morbide peut survenir consécutivement à cette opération, sans que les médecins puissent dire quelle en est l'origine.

La crainte vague et indéfinie que la vaccination ne soit suivie d'autres effets que ceux qui lui sont habituels, n'est en aucune façon l'apanage de la classe ignorante de la société ; elle est, en effet, complétement partagée par les classes élevées; aussi entendons-nous dire chaque jour dans le monde : « La santé de l'enfant est devenue chancelante depuis le jour de la vaccination. »

Les médecins, eux-mêmes, croient vaguement que la vaccination peut transmettre quelque maladie impure, si l'on en juge par les précautions multiples que tous, même ceux qui n'admettent pas que l'on puisse communiquer une maladie spécifique, prennent en vaccinant.

Mais, si nous voulons vous dire toute la vérité, nous sommes obligés d'aller plus loin et de vous annoncer que non-seulement un grand nombre de médecins partagent l'idée populaire que la vaccination peut déterminer des accidents de mauvaise nature, mais encore que beaucoup, s'appuyant ur leur propre observation, ont été forcés d'avouer que la vaccination pouvait communiquer une autre maladie que la variole, et que cette maladie, c'était la syphilis.

Dans un mémoire que jai publié dans le dernier numéro des *Transactions médicales et chirurgicales* se trouvent réunies les unes à côté des autres les opinions de quelques éminents médecins; elles sont exprimées en ces termes :

M. Ackerly, de Liverpool, écrit qu'il ne doute pas que la syphilis ait été transmise d'un enfant infecté à un enfant sain, à l'aide de la vaccination.

Le docteur Bamberger, de Wurzbourg dit qu'il est réellement convaincu qu'une maladie contagieuse telle que la syphilis peut être inoculée simultanément avec la lymphe vaccinale. « Un cas semblable, ajoute-t-il, s'est même présenté il y a peu de temps dans une ville située à quelques milles d'ici. Après une juste enquête sur toutes les circonstances de ce fait, le praticien fut déclaré coupable et condamné à quelques mois de prison. »

M. Barber, de Stamford dit qu'il est très possible qu'une petite quantité de sang soit mélangée avec la lymphe vaccinale, et nous ignorons, ajoute-t-il, quelle est la quantité de sang suffisante pour déterminer une infection constitutionnelle ou autre.

M. Complin dit qu'il croit que la syphilis peut être communiquée par la vaccination.

M. Douglas, de Bradford, dit que vingt-cinq années d'observation et de pratique l'ont conduit à conclure que l'on devait prendre les plus grands soins en vaccinant.

Le docteur Lever, de l'hôpital de Guy, dit qu'il a vu un médicastre, instruit cependant des règles de la médecine, donner la syphilis à un enfant.

M. Startin professe cette opinion : « La vraie vésicule vénérienne, développée sur une personne atteinte de syphilis héréditaire ou acquise, peut être une cause de transmission de la maladie, et j'ai eu quelquefois l'occasion d'observer des faits à l'appui de cette proposition. »

Le docteur Witehead, de Manchester, rapporte qu'il a vu

la vaccination servir de moyen de transmission de la syphilis. Ce médecin pense que l'inoculation de la sécrétion de l'ulcère syphilitique peut, quelle que soit la période de l'évolution de cet ulcère à laquelle on la pratique, donner naissance à des phénomènes spécifiques.

Il faut se rappeller que ces opinions furent émises à une époque où presque tous les médecins partageaient les doctrines de Ricord ; c'est-à-dire pensaient que les effets de l'inoculation syphilitique apparaissaient immédiatement après l'application du poison. A cette date, on ne croyait pas que des accidents syphilitiques pussent ultérieurement apparaître, lorsqu'il s'était déjà écoulé une semaine sans que le malade offrît aucun phénomène morbide. La réponse suivante de M. de Méric donne une idée nette des opinions qui étaient généralement acceptées par les médecins : « Je ne crois pas, dit-il, que les accidents secondaires soient transmissibles; il est donc impossible (si j'ai raison de soutenir avec Hunter et Ricord cette non transmissibilité) de communiquer la syphilis par la vaccination, lorsque la lancette n'a pas été mise en contact avec le pus sécrété par un ulcère primitif.

« L'observation clinique et les expériences directes nous ont appris que la forme de la syphilis qui infecte la constitution d'un malade, offre habituellement une période d'incubation de quelques semaines ; que les effets de l'infection n'apparaissent, en un mot, qu'après un certain laps de temps ; or, comme cette forme de la syphilis, est sans doute la seule que puisse transmettre la vaccination, il faut faire de nouvelles observations en s'aidant, d'ailleurs, des lumières qui se sont faites dans ces derniers temps, avant de pouvoir considérer la question en litige, comme résolue d'une manière satisfaisante.

» Le Dr Viennois a rapporté dans sa thèse soutenue en 1860, devant la faculté de Paris et dans les *Archives de Médecine* de Paris de la même année l'histoire de malades offrant des chancres syphilitiques infectants ou plutôt des inflammations adhésives spécifiques consécutives à la vaccination. Ce médecin a exclu tous les faits qui avaient trait à des malades ayant déjà offert des accidents syphilitiques héréditaires ou acquis et s'est borné à la relation des observations de malades chez lesquels on avait nettement constaté les symptômes primitifs et on avait pu indiquer d'une manière satisfaisante leurs effets sur l'économie; or, ses recherches l'ont conduit à penser que si l'on n'inoculait que la lymphe vaccinale, on ne donnerait naissance qu'à la petite vérole, mais que si l'on inoculait simultanément avec cette lymphe le sang d'une personne syphilitique, on pourrait, en outre de la variole communiquer la syphilis; que la petite vérole apparaîtrait en premier lieu parcequ'elle a une période d'incubation plus courte que la syphilis, et qu'après un certain laps de temps, le tubercule syphilitique (inflammation spécifique adhésive) apparaîtrait certainement au siége de l'inoculation et serait suivie de symptômes secondaires au temps voulu. Les observations que le Dr. Viennois a réunies dans sa thèse sont relatées avec tant de détails, que si elles sont vraies, elles entraînent nécessairement à leur suite cette conclusion que les virus syphilitique et varioleux peuvent être simultanément inoculés et l'ont été quelquefois. »

Malgré le témoignage de ce médecin distingué, la majorité de nos confrères pensent encore que la syphilis ne peut être communiquée par la vaccination, parceque, disent-ils, ils n'ont jamais vu cet effet, bien qu'ils aient pratiqué un grand nombre de vaccinations. Mais n'est-il pas permis de se demander pendant quel laps de temps les médecins surveillent les enfants qu'ils ont vaccinés ? Or n'est-il pas notoire que les médecins délivrent les certificats de vaccine une semaine après la vaccination, et en général ne voient plus le malade. Mais si quelque affection apparaissait après cette période, c'est-à-dire au temps où les effets de l'infection syphilitique se manifestent, le vaccinateur ne la verrait pas, ou, s'il la voyait, l'attribuerait naturellement à toute autre cause qu'à la véritable, s'il partage l'opinion populaire que l'inoculation syphilitique est suivie d'effets évidents, immédiatement après l'inoculation du poison morbide.

Je vous ai déjà dit (2e leçon) que les lésions originelles de l'infection syphilitique étaient différentes les unes des autres; que l'ulcération ne constituait pas son effet constant, et que l'induration était quelquefois très faible. Un garçon entra dans mon service pour une induration circonscrite, mais bien nette, du prépuce. La circonférence de cette induration pouvait être comparée à celle d'une bougie no 8, et son épaisseur ne dépassait pas celle d'un pain à cacheter ; elle était revêtue d'une mince croûtelle formée de cellules épithéliales, et n'offrait pas d'ulcération. Quelques semaines après le début de ces accidents, le malade présentait une éruption syphilitique légère, mais bien nette cependant, et qui couvrait toute la surface du corps. Les taches de l'éruption secondaire offraient une telle ressemblance avec l'accident primitif, que quiconque aurait vu le malade après l'apparition de l'affection cutanée, aurait pensé que l'affection du prépuce faisait partie des accidents secondaires. Dans un cas semblable, l'accident primitif ne peut passer inaperçu.

Mais, si la petite induration primitive avait siégé sur quelque autre partie du corps, elle n'aurait probablement pas attiré l'attention, et l'on aurait placé cette observation au nombre de celles dans lesquelles l'infection syphilitique s'est produite sans avoir été précédée d'accident primitif.

De même, si les médecins ne songent pas à reconnaître les caractères de l'infection syphilitique, ils peuvent ne pas apercevoir l'accident primitif qui succède à la vaccination.

De même encore, si la vésicule vaccinale a marché lentement vers la guérison ou a été compliquée d'inflammation accidentelle, les véritables caractères de l'inoculation syphilitique pourront être masqués. Nous avons déjà vu que ce fait peut se produire dans la double inoculation syphilitique. Le chancre syphilitique suppurant peut d'autant plus facilement masquer les caractères d'un chancre induré simultanément existant, qu'ils passent quelquefois inaperçus, lors même que ce dernier existe seul.

Les résultats négatifs obtenus par les médecins, qui pensaient voir l'inoculation syphilitique, si elle existait réellement, se manifester sans période d'incubation par la présence d'un chancre sécrétant du pus, ces résultats négatifs, dis-je, ne peuvent avoir du poids en présence d'un nombre, fût-il même petit, de faits bien positifs et bien authentiques. Malgré tout ce que l'on a dit et écrit sur ce sujet, et les médecins et le public sont restés dans le doute et dans l'anxiété, indécision pénible, et plus pernicieuse par ses effets que ne pourrait l'être la connaissance de faits bien établis. Pendant cette période de doute et d'indécision se sont passés deux faits remarquables : D'une part, une inoculation artificielle faite à l'Hôtel Dieu, et, d'autre part, la transmission de la syphilis à un grand nombre d'enfants et à plusieurs adultes de Rivalta, en Piémont, soit par l'inoculation artificielle, soit par les moyens ordinaires. Ces faits se sont présentés à la période de l'histoire de l'inoculation syphilitique, la mieux choisie pour dissiper l'incertitude qui pèse encore sur quelques esprits ; et nous ne doutons pas qu'ils ne satisfassent complétement les observateurs non prévenus, s'ils sont bien interprétés.

C'est une femme âgée de 18 ans, et entrée à l'Hôtel-Dieu dans le service de M. Trousseau, le 10 septembre dernier, qui fait l'objet de la première observation. Cette femme fut vaccinée, pendant son séjour à l'hôpital, vers le commencement d'octobre. Le lendemain de la vaccination existaient, au niveau des piqûres, une légère saillie et de vives démangeaisons, et, autour d'elle, une petite auréole inflammatoire. Quatre ou cinq jours après, il ne restait plus de traces des inoculations. La malade ayant été déjà vaccinée, ce fait n'étonna personne ; elle quitta l'hôpital le 9 novembre. Au commencement de décembre, se voyaient, au niveau des points inoculés, deux ulcères couverts de croûtes épaisses. On les considéra d'abord comme des vésicules vaccinales anormalement développées, et ayant présenté une longue période d'incubation. Le 11 janvier 1862, c'est-à-dire plus de trois mois après le jour de la vaccination, la malade était de nouveau admise à l'Hôtel-Dieu. A cette époque, les ulcérations du bras n'étaient pas encore guéries ; l'aisselle était le siége d'un bubon multiple indolent, et sur le tronc, les bras, le menton, existait une roséole syphilitique dont personne n'a jusqu'ici contesté la nature. La malade raconta que cette éruption avait apparu vers le milieu de décembre, qu'elle avait été suivie de douleurs céphaliques et d'un engorgement indolent des ganglions cervicaux postérieurs.

Sur l'invitation de M. Trousseau, M. Ricord examina alors la malade, et déclara qu'elle présentait deux chancres au bras gauche, un engorgement des ganglions axillaires, une roséole spécifique et caractéristique de l'infection constitutionnelle et que cette infection constitutionnelle avait pour point de départ les ulcérations du bras gauche.

Telles sont les conclusions de ce grand maître de notre art. Malgré cela, quelques-uns de ses élèves, non doués du même esprit de franchise que leur maître, soutiennent encore qu'il est impossible que la syphilis ait pu être communiquée par l'inoculation vaccinale (1). Sans doute, personne ne tente de nier ces faits ; mais on les explique en supposant qu'une petite quantité de la sécrétion d'un chancre induré a été déposée sur le bras de la malade après la vaccination. Examinons ce raisonnement : nous allons trouver l'avantage qu'il y a à distinguer les deux espèces de chancres sur lesquels nous avons insisté dans les leçons précédentes. Il est admis que l'infection syphilitique, comme la vaccination, ne peut avoir lieu qu'une fois dans la vie. Or, l'accident qui avait été communiqué à la malade offrait les caractères d'un chancre infectant, et n'était certainement pas un chancre local suppurant. Mais, afin de

(1) Il est juste de dire que M. Méric et quelques autres écrivains distingués, qui avaient fortement soutenu l'impossibilité de la transmission de la syphilis par la vaccination, ont récemment modifié leurs opinions sur ce sujet.　　　　(*Note de l'Auteur*).

pouvoir maintenir l'explication proposée, il faut supposer qu'une petite quantité du virus syphilitique d'un malade a été déposée sur les piqûres du bras de cette femme pendant les deux ou trois premiers jours qui suivirent les inoculations vaccinales. Ce temps une fois écoulé, en effet, les piqûres étaient guéries, et tous les observateurs s'accordent à dire que l'on a peu de chance d'inoculer le virus syphilitique quand on le dépose sur une portion saine de la peau. Nous devrions donc supposer que la sécrétion d'un chancre primitif, dont la malade était pour la première fois affectée, fut déposée sur les piqûres vaccinales immédiatement après qu'elles furent faites. Mais, si nous admettions ce mode de raisonnement, ne pourrions-nous pas penser que les vésicules qui apparurent sur les bras de chacun des enfants qui furent vaccinés en même temps que cette malade étaient dues au dépôt accidentel et fortuit d'une petite quantité de lymphe plastique (qui aurait été laissée sur de vieux linges), et non au virus inoculé avec la pointe de la lancette? Cette supposition n'est pas moins philosophique que celle qui consiste à considérer les résultats de l'inoculation chez la jeune femme (se présentant, comme cela a lieu, au niveau des piqûres, et après la période naturelle d'inoculation de cette forme particulière de la maladie) comme les effets d'une inoculation accidentelle et non des piqûres qui ont été pratiquées.

On peut encore dire que si l'infection syphilitique n'a lieu qu'une fois dans la vie, du moins ses résultats se perpétuent-ils pendant une période de temps illimitée, et sont-ils des moyens de transmission de la maladie, et qu'une telle supposition rendrait moins invraisemblable l'opinion émise que cette jeune femme a été infectée de toute autre façon que par la vaccination. Mais une telle théorie entraînerait avec elle la discussion des questions suivantes : c'est-à-dire de la possibilité d'inoculer la sécrétion des accidents secondaires et des liquides d'une personne syphilitique, et de reproduire ainsi la syphilis simultanément avec la vaccine ou en son lieu et place.

Mais une série de faits beaucoup plus affligeants vient d'être

publiée ; je veux parler de la triste tragédie dont Rivalta a été
le théâtre : Un enfant nommé Chiabrera fut vacciné ; avec son
vaccin on vaccina le nommé Mazone ainsi que quarante-cinq
autres enfants. Nous appellerons Chiabrera le premier vaccinifère, et Mazone le second vaccinifère.

Le premier vaccinifère communiqua une maladie à trente-
neuf enfants, et le second à sept enfants. Les deux vaccinifères devinrent très malades, et l'un d'eux mourut trois mois
après avoir été vacciné. Le premier vaccinifère communiqua
la maladie à sa mère, le second à sa nourrice. On connaît actuellement trente mères ou nourrices qui présentèrent la
même maladie. Trois mères communiquèrent la maladie à
leurs maris, et trois enfants, jusque-là bien portants, furent
également atteints de cette maladie.

Je vous dirai dans la prochaine leçon quelle était cette maladie et quelle ressemblance offraient sa marche et ses symptômes avec la forme infectante de la syphilis.

Le diagramme ci-joint donne une idée des progrès de cette
terrible maladie, qui, jusque-là (paraît-il), était inconnue à
Rivalta, village ne contenant pas plus de 2,000 habitants.

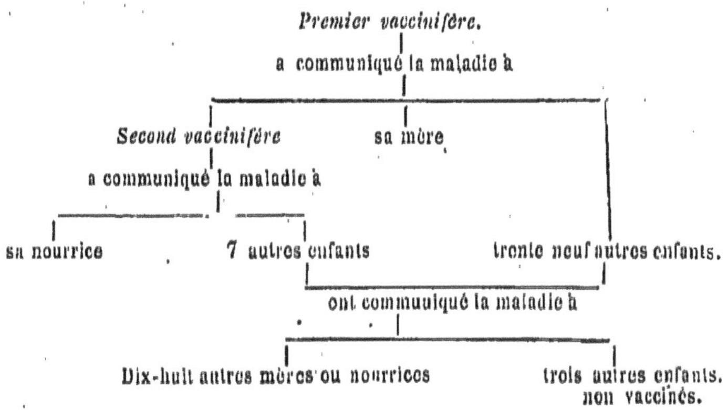

QUATRIÈME LEÇON

INOCULATION VACCINO SYPHILITIQUE.

Il n'est pas rare de voir survenir une éruption cutanée à la suite de la vaccination, même chez les enfants les mieux portants, et l'apparition de cette éruption doit naturellement déterminer la manifestation des maladies qui donnent naissance à une affection de la peau. Pratiquée chez un enfant atteint de syphilis héréditaire, la vaccination déterminera souvent l'apparition d'une éruption, qui, sans cette opération, ne se serait développée qu'un peu plus tard. Pratiquée au contraire sur une personne qui a présenté antérieurement une éruption syphilitique, elle en déterminera le retour. C'est en présence de faits semblables que les médecins sont injustement accusés d'avoir déterminé la maladie, et que les parents des enfants b'âment la vaccination. Il est donc très important, pour la sûreté des médecins et pour la santé de leurs malades, de bien connaître quelles sont les maladies auxquelles peut donner naissance la vaccination, quels sont les symptômes à l'aide desquels on peut les reconnaître et comment elles peuvent être communiquées.

Des conclusions précises sur ces diverses questions, dissiperaient des appréhensions mal fondées, préviendraient souvent les accusations les plus injustes et permettraient au chirurgien de résoudre un point controversé en s'appuyant sur les symptômes observés, ainsi qu'il fait pour toute autre maladie.

Le but indiqué, nous allons analyser le tableau que nous

avons mis sous vos yeux dans la dernière leçon et dont nous reproduisons ici la figure :

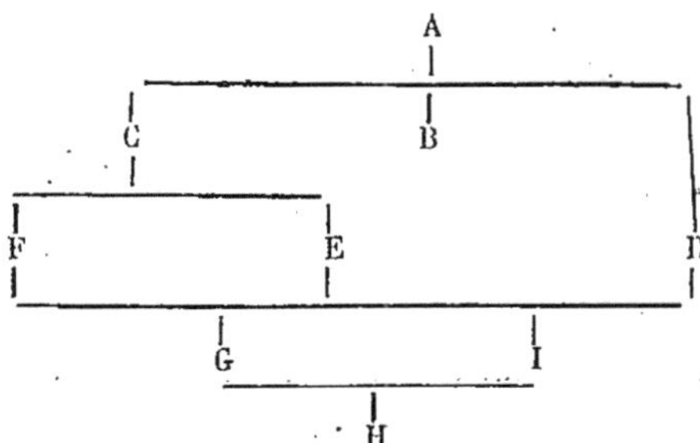

A. Premier vaccinifère.
B. Mère du premier vaccinifère
C. Second vaccinifère
D. Trente-neuf enfants.
E. Nourrice du second vaccinifère.
F. Sept enfants.
G. Huit autres nourrices ou mères.
H. Trois maris.
I. Trois autres maris

Il n'est peut-être pas inutile d'établir que les faits dont la figure précédente vous donne le résumé, sont indiqués dans un ouvrage actuellement sous presse et dû à la plume du docteur Pacchiotti, professeur de pathologie et de clinique chirurgicale à Turin (qui a bien voulu m'en envoyer quelques feuilles) et intitulé : « *Sifilide, transmissa per mezzo della vaccinazione in Rivalta, presso Acqui.* » La relation de ces faits a été publiée par le même auteur et par M. Cerise, dans l'*Union médicale* des 9 et 30 novembre 1861 et du 20 février 1862. Le docteur Pacchiotti était l'élève de Ricord ; nous pouvons donc être certains qu'il n'était pas disposé à accepter sans examen des faits en opposition avec les doctrines de son illustre maître. Longtemps, en effet, il fut en lutte avec les idées préconçues qu'il possédait ; mais les faits qui se déroulèrent successivement sous ses yeux le forcèrent de les accepter. Ces faits furent vérifiés, non-seulement par lui-même, mais encore par les cinq autres médecins dont était composée la commission chargée de s'enquérir des circonstances de cet événement extraordinaire.

Dans presque tous les cas, qui furent observés avec un soin extrême, la maladie commença par un ulcère induré que le docteur Pacchiotti et les médecins qui lui étaient adjoints, considérèrent comme identique, au chancre infectant de Ricord. Un engorgement ganglionnaire multiple et indolent l'accompagnait. Cette règle présentait, cependant, quelques exceptions dont nous parlerons plus loin.

Chez les enfants vaccinés (D et F du tableau), ces ulcères remplaçaient la vésicule vaccinale. Chez les mères et les nourrices, les ulcérations se formaient sur les seins, et étaient suivies ou accompagnées d'un engorgement des glanglions axillaires (G du tableau.) Les maris (H) qui furent infectés, présentaient l'ulcère sur le pénis et offraient un engorgement des ganglions inguinaux.

Un garçon, âgé de douze ans, qui portait habituellement sa petite sœur, offrit à son bras un chancre auquel succédèrent des accidents secondaires. La petite sœur — un des enfants qui avaient été vaccinés, — avait un chancre à la cuisse et mourut.

Les symptômes secondaires observés et décrits par les médecins qui composaient la commission consistaient en papules muqueuses, siégeant au pourtour de l'anus, sur les parties génitales et sur les lèvres ; ulcération des amygdales, de la langue et du nez; différentes variétés d'éruptions cutanées ; perte des cheveux, impétigo, engorgement des ganglions cervicaux postérieurs; cachexie, marasme. Les six membres de la commission constatèrent l'existence de ces symptômes, offrant d'ailleurs un développement plus ou moins grand suivant les individus, chez quarante-six des soixante-trois enfants qui avaient été vaccinés. Ces enfants étaient tous bien portants avant la vaccination et ces symptômes apparurent sans exception, dans l'espace de quatre mois. Est-ce un médecin accoutumé à observer des malades, qui puisse douter qu'une terrible maladie ait été communiquée à ces enfants, et transmise des enfants à leurs nourrices et à leurs mères, et enfin de ces dernières à leurs maris ?

Quelle conduite tiendrons-nous, en présence de ces faits dont vous trouverez un récit détaillé dans les ouvrages ci-des-

sus indiqués ? Les passerons-nous sous silence, et agirons-
nous comme si nous ignorions qu'un tel événement s'est
passé ? Une telle conduite serait assurément peu digne et du
pays où la vaccination a pris naissance et d'hommes auxquels
le public est habitué à demander avec confiance des avis sur sa
santé. Ces faits seront certainement connus, et les passer sous
silence serait avouer tacitement qu'une maladie terrible, sur
laquelle nous n'avons aucun pouvoir et dont nous ne compre-
nons pas les lois, peut être communiquée à l'aide de la vaccination. Il serait dangereux de laisser une telle impression
dans l'esprit public, et on risquerait, en produisant des craintes
imaginaires, de détruire les bons effets de la découverte de
la vaccination. Nous suivrons une ligne de conduite plus sage :
nous étudierons la maladie de Rivalta, nous la comparerons
avec les cas semblables qui se sont passés en d'autres pays, et
nous serons alors capables de déterminer la nature exacte de
cette maladie, les symptômes qui peuvent la faire reconnaître,
les conditions de son apparition et les moyens de l'éviter à
l'avenir.

En pareille circonstance, qui dit averti, dit muni. La connaissance exacte des lois du développement d'une maladie
permet au chirurgien expérimenté d'éviter son apparition,
quand il fait une inoculation artificielle. La connaissance
entière d'un danger permet de s'en mettre à l'abri. Nous pour-
rions croire, sans doute, que les maximes d'une égoïste prudence nous conseillent de passer sous silence les dangers pal-
pables de la vaccination, de tenter d'ignorer leur existence, de
les étouffer et de les cacher aux yeux du public, de crainte
que toute la confiance que l'on a en la vaccination ne soit
détruite ; mais les maximes d'une étroite et égoïste prudence
n'ont, en général, qu'une influence de courte durée : privées
des solides fondements du droit et de la vérité, elles manquent toujours leur but ; elles sont les résultats non d'une
salutaire prudence, mais d'une crainte mal définie. Sous
cette influence, les forces intellectuelles sont tellement affai-
blies, que le péril imminent d'un danger imaginaire anéantit

toutes nos facultés et ne nous permet plus de nous prémunir contre un danger réel, de l'estimer à sa juste valeur et de le voir tel qu'il est. Les yeux de l'intelligence sont ainsi éblouis et domptés. Cet étroit plan de conduite ne doit certainement pas réussir, et ignorer, lorsqu'on recherche les faits qui se rattachent à une double inoculation, les détails que nous placerons plus loin sous vos yeux, c'est, sans contredit, se jeter dans un abîme sans fond avec toute la précipitation de la peur. Prenons pour guide, au contraire, une sage prévoyance et la prudence. Il est dans la nature de l'homme prévoyant de se familiariser avec les causes de ses craintes secrètes, de les forcer à subir la lumière de la raison et de la réalité, de les montrer aux hommes sous leur véritable aspect et telles qu'elles sont en réalité.

Aussi rapporterons-nous les faits qui se sont passés à Rivalta et les comparerons-nous ensuite avec ceux que d'autres médecins ont observés.

Le 24 mai 1861, Giovanni Chiabrera, le premier vaccinifère indiqué par la lettre A dans le diagramme, fut vacciné par un chirurgien nommé Cagiola. La lancette dont on se servit était très propre, et la lymphe vaccinale, contenue dans un tube, avait été fournie par M. Ivaldi, d'Acqui. L'enfant était âgé de sept mois et présentait toutes les apparences d'une bonne santé. Dix jours après la vaccination, c'est-à-dire le 2 juin, quarante-six enfants furent vaccinés avec la lymphe qu'avait fournie le premier vaccinifère. Dix autres jours après cette seconde vaccination, le second vaccinifère (C) Menzone fournit la lymphe qui servit à vacciner dix-sept autres enfants.

Dans l'espace de deux mois quarante-six de ces enfants (C et D) furent affectés d'une maladie que les membres de la commission nommée pour procéder à son examen déclarèrent n'être autre que la syphilis.

Le premier vaccinifère offrait, le 7 octobre, un état de marasme profond, et postérieurement à cette date, il présenta de 'alopécie; le second vaccinifère mourut trois mois après la vaccination, c'est-à dire, à une époque où l'attention n'était pas encore bien attirée sur ces faits et où tous ces symptômes n'étaient pas notés avec soin.

Dans les campagnes qui environnent Rivalta, les pauvres gens n'ont recours au médecin, paraît-il, que dans les cas pressants, voire même lorsque le malade est à la dernière extrémité. Ce fait nous expliquera certains détails de cette histoire.

Le docteur de Katt, médecin très intelligent et très renommé, selon le rapport de la commission, dit que les symptômes considérés comme syphilitiques apparurent à une époque qui variait de dix jours à trois mois après la vaccination. Le terme moyen était de vingt jours.

Dans certains cas, la vésicule vaccinale n'était pas plutôt guérie, qu'elle s'entourait d'une auréole rouge, livide et cuivrée, qui s'étendait progressivement; alors apparaissait une nouvelle ulcération. Chez d'autres malades, des ulcérations se formaient au niveau des cicatrices consécutives aux vésicules vaccinales, ulcérations couvertes de croûtes qui se renouvelaient incessamment. Chez d'autres enfants, dès leur apparition, les vésicules vaccinales offraient un aspect de mauvaise nature, étaient accompagnées d'une éruption générale que le peuple regardait comme variolique, et sur la nature de laquelle aucune relation due à un homme de l'art ne peut nous fixer.

Le 7 octobre, six enfants étaient morts sans avoir subi aucun traitement, et avant que l'attention des médecins eût été attirée sur ce sujet; trois autres offraient un état très grave; quatorze allaient mieux, grâce au traitement spécifique qu'on leur faisait suivre, et un seul se portait bien. Le traitement consistait en onctions avec l'onguent napolitain (mercuriel) et dans l'administration à l'intérieur, d'iodure de potassium et de sirop de salsepareille. Les symptômes que l'on observa chez ces enfants, consistèrent en plaques muqueuses siégeant autour de l'anus et sur les parties génitales, en ulcérations caractéristiques de la membrane muqueuse des lèvres et de la gorge; l'engorgement spécifique des ganglions de l'aisselle et du cou, différentes formes d'éruptions cutanées considérées par la commission comme syphilitiques, de l'alopécie, des ulcérations et des tubercules secondaires. Deux enfants étaient à cette époque dans un état de marasme et de cachexie syphilitique, et des plaques muqueuses avaient apparu sur les seins de quelques-unes des mères qui nourrissaient leurs enfants. Le traitement mercuriel fut très efficace dans ce cas.

Le 18 novembre, la mère (B) du premier vaccinifère présentait dix à douze plaques muqueuses sur les grandes lèvres; or, le 7 octobre, cette mère avait été soigneusement examinée, et ne présentait aucune espèce d'état morbide; elle avait deux autres enfants dont la santé était excellente.

Le 7 novembre, six autres mères (G) présentaient aux seins des ulcères que les membres de la commission considérèrent comme syphilitiques. Un autre enfant était mort.

Le 9 février 1862, vingt mères ou nourrices, qui se portaient bien avant le 7 octobre, avaient été infectées par leurs enfants et présentaient tous les symptômes de la syphilis secondaire. (Description, dans le n° 4 de la *Gazetta dell' associazione medica*.) On nous demandera, sans doute, les détails de ces faits, aussi allons-nous en donner un résumé.

1° Morbello, âgé de vingt mois, fut vacciné le 2 juin 1861, avec le vaccin du premier vaccinifère (A). La commission rapportait, le 7 octobre suivant, que la cicatrice offrait une couleur cuivrée et une certaine dureté; que le petit malade présentait six tubercules plats autour de l'anus, une roséole syphilitique et une alopécie partielle. La mère était bien portante.

2° Voglino, Giuseppe, âgé de quinze mois, fut vacciné le 2 juin, avec le vaccin du premier vaccinifère (A). Les cicatrices consécutives à la vaccination, étaient larges, livides et indurées. Deux mois et demi se passèrent avant que leur guérison fût obtenue. En octobre, apparurent des plaques muqueuses autour de l'anus et une éruption de tubercules syphilitiques sur le corps. La mère était en bonne santé; elle présentait de petits furoncles n'offrant aucun caractère suspect.

3° Marescotti Gérolamo, âgé de neuf mois, fut vacciné le 2 juin (A). En octobre, la commission rapporta qu'il offrait sept ou huit tubercules plats autour de l'anus, de l'alopécie et la voix rauque; les cicatrices de la vaccine étaient dures et étendues, et les ganglions axillaires engorgés. La mère se portait bien.

4° Panodi, Madeleine, âgée de deux ans et demi. Les cicatrices des vésicules vaccinales sont, dit-on, indurées, d'une couleur cuivrée, très larges, le siége d'une sécrétion liquide fluide, et recouvertes de plaques molles; les ganglions axillaires sont engorgés. L'enfant est dans un état de cachexie syphilitique et de marasme. Il existait d'innombrables tubercules plats autour de l'anus et de la vulve, tubercules ulcérés, d'une couleur grise, et sécrétant un fluide puriforme; les ganglions inguinaux correspondants étaient engorgés et les lèvres couvertes d'ulcères; il existait de l'alopécie, la voix était rauque, et ressemblait à celle d'un enfant affecté du croup. La mère était en bonne santé.

5° Morbelli, Giuseppe, âgé de seize mois, fut vacciné le 2 juin. En octobre, les vésicules vaccinales suppuraient encore et étaient indurées; il existait un engorgement des ganglions axillaires, des taches brunes se voyaient sur les téguments de l'aine et des parties génitales; on apercevait des traces d'une éruption syphilitique cutanée sur le tronc et les membres; la peau était marbrée, les ganglions cervicaux engorgés; la tête était couverte de croûtes, et la voix rauque. La nourrice était bien portante.

Les cas précédents ont été réunis, parce que dans tous on a observé des cicatrices indurées aux points où la vaccination avait été pratiquée. Dans la plupart des autres cas, cette induration n'a pas été observée, ou du moins n'a pas été relatée. Mais il faut se rappeler que les vaccinations eurent lieu au commencement de juin, et que le comité ne fit son rapport qu'au mois d'octobre suivant. Pendant ce laps de temps, on n'observa pas d'une manière précise l'état des enfants infectés.

6° Carozzo, G., âgé de quatorze mois, fut vacciné le 2 juin (A). Les vésicules vaccinales ne firent leur apparition qu'un mois après la vaccination. Les cicatrices sont dites anormales. Cet enfant jouissait avant la vaccination d'une bonne santé. En octobre, il présentait quatorze tubercules plats, ulcérés autour de l'anus, trois plaques de syphilide circonscrite et circinée sur la région abdominale et d'autres moins marquées sur le dos; les ganglions cervicaux postérieurs étaient un peu plus développés qu'ils ne le sont à l'état normal. La bouche et les lèvres étaient exemptes de tout état morbide. Les parents étaient bien portants.

7° Cupena, Thérèse, âgée de quinze mois, fut vaccinée le 2 juin (A). Au mois d'octobre, on rapportait qu'elle avait une constitution faible, qu'elle était pâle, offrait une peau flasque; des tubercules livides disséminés sur la peau, tubercules dont quelques-uns suppuraient, dont quelques autres étaient en voie de cicatrisation. Il existait un ulcère au menton; les cicatrices de la vaccine étaient irrégulières. La santé de la mère bonne; mais cette dernière présentait deux petits tubercules suspects sur le mamelon.

8° Morbello, Antonia, âgée de six mois, fut vaccinée le 2 juin. Les cicatrices furent, dit-on, irrégulières. En octobre elle présentait des tubercules muqueux ulcérés sur les commissures des lèvres et un ulcère serpigineux au menton; il existait des taches livides et cuivrées sur les cuisses et les bras, taches que l'on disait avoir été précédées par des ulcères, qui furent regardés comme les symptômes de la petite vérole. Les parties génitales étaient saines et la mère en bonne santé.

9° Zoccola, E., fut vaccinée le 2 juin. On rapporta qu'elle présentait des tubercules plats à l'aine, à la vulve, au périnée et surtout à l'anus; il y avait aussi des ulcérations aux commissures des lèvres. Le père était bien portant. Il existait un ulcère suspect sur le mamelon de la nourrice, ulcère accompagné d'adénopathie axillaire.

10° Saccone, Thérèse, âgée de seize mois, fut vaccinée le

5 juin. Le rapport, fait en octobre, établissait que la cicatrice de la vaccine s'était graduellement ulcérée, et qu'elle offrait une couleur livide et cuivrée à son pourtour; qu'il existait huit tubercules plats, suppurants, autour de l'anus, et dix ulcères syphilitiques secondaires et indurés à la vulve; que ces tubercules ressemblaient à des plaques muqueuses; qu'elle paraissait débile, offrait un teint pâle et était aphone; que sa mère était bien portante et seulement disposée aux éruptions furonculaires.

11° Garbarino, D. âgée de cinq mois, fut vaccinée le 2 juin. Au mois d'octobre, la cicatrice vaccinale offrait une coloration livide et cuivrée; on voyait à la surface du corps de nombreuses cicatrices livides; elles avaient été précédées par des ulcérations qui avaient suppuré pendant longtemps, et au pourtour de l'anus elles faisaient une saillie au-dessus de la surface de la peau; on constatait l'existence d'un engorgement des ganglions cervicaux, et d'une induration spécifique des glandes axillaires; son état général était assez satisfaisant et allait en s'améliorant. Sa mère était saine.

12° Ferranis, Lucie, âgée d'un an, fut vaccinée le 2 juin. Au mois d'octobre, il existait des taches livides, des stigmates d'ulcérations anciennes qui s'étaient étendues sur toute la partie supérieure et interne de la cuisse et qui, selon la mère, avaient été précédées de vésicules; sa voix était rauque. La mère se portait bien, à cela près qu'elle était affectée d'un abcès inflammatoire du sein.

13° Coggiola, Marie, âgée de quatorze mois, fut vaccinée le 2 juin. Les vésicules suivirent leur marche habituelle; mais un mois après leur apparition, elles s'ulcérèrent de nouveau. Au mois d'octobre, la jeune fille offrait sept ou huit tubercules plats autour de l'anus, au périnée et à la vulve; elle suivait le traitement mercuriel. Sa mère était bien portante.

14° Tortrolo, Giovanni, âgé de huit mois, fut vacciné, le 2 juin : les vésicules vaccinales se convertirent aussitôt en ulcères qui persistèrent plus de trois mois. Au mois d'octobre elles étaient remplacées par des cicatrices, larges brunes, et livides. La jeune fille avait été atteinte d'une roséole syphilitique qui avait duré un mois et demi. — Ses cheveux étaient tombés et sa voix était rauque. Des taches cuivrées existaient sur la peau de la face, du cou, du thorax, de l'abdomen et des extrémités. On ne voyait aucune trace d'éruption syphilitique aux organes génitaux et à l'anus. Les ganglions cervicaux étaient engorgés et la mère se portait très bien.

15° Voglino, âgé de seize mois, fut vacciné le 2 juin. Au mois d'octobre les cicatrices vaccinales étaient irrégulières et livides, et les ganglions axillaires spécifiquement engorgés. Il existait une éruption syphilitique papuleuse à la surface des téguments, un ulcère serpigineux occupait le menton et la lèvre inférieure, la voix était éteinte; l'anus et les organes génitaux étaient indemnes de toute éruption syphilitique. La mère offrait deux ulcères syphilitiques caractéristiques sur le mamelon gauche et un engorgement spécifique des ganglions cervicaux.

16° Testa âgée de huit mois, fut vaccinée le 2 juin. Au mois d'octobre il existait un grand nombre de taches sur les extrémités inférieures et les fesses les stigmates de papules syphilitiques sur la peau, une induration du tissu cellulaire sous-cutané de plusieurs points du corps; à la partie postérieure de la cuisse gauche un ulcère lardacé, grisâtre, offrant l'aspect d'une fissure de la peau; de l'alopécie et enfin un aspect cachectique. La mère était bien portante.

17° Moubelli, Carlo, âgée de douze ans fut vaccinée le deux juin. Au mois d'octobre, la cicatrice consécutive à la vésicule vaccinale était rouge et livide et sur les téguments du dos existait une éruption syphilitique squameuse et papuleuse. On voyait sept ou huit plaques muqueuses autour de l'anus, deux ulcérations secondaires sur le prépuce et une sur le gland ; **on** constatait l'existence d'un engorgement ganglionnaire à **la** région inguinale des pustules (tubercules) plates sur les lèvres et les amygdales, l'engorgement des ganglions cervicaux et axillaires. La mère était bien portante.

18° Pansare, Caroline, âgée de seize mois (première série).

les cicatrices des pustules vaccinales étaient larges, offraient dans un tiers de leur étendue une coloration violacée; les ganglions axillaires étaient engorgés, des plaques muqueuses existaient autour de l'anus;sur les fesses se voyaient des stigmates de pustules et d'ulcérations ainsi que des cicatrices livides, comme dans les cas que nous venons de mentionner. La nourrice était bien portante.

19º Morbello, Louis, âgé de dix mois, (première série). Il existait des ulcérations sur les lèvres et leurs commissures, ulcérations dont les bords se touchaient; un engorgement de tous les ganglions cervicaux, une éruption crustacée sur la tête, des plaques muqueuses autour de l'anus. La peau était mouchetée de taches roses syphilitiques; les pustules vaccinales étaient livides et suppuraient encore quatre mois après leur apparition. La mère, examinée par les membres de la commission officielle, ne présentait aucun état maladif aux parties génitales le 27 septembre dernier; il existe aujourd'hui un petit ulcère sur l'auréole du sein gauche et un tubercule plat, ressemblant à une cicatrice, sur l'auréole du côté droit. L'engorgement des ganglions axillaires est en voie d'accroissement.

20º Garberini, Jean, âgé de huit mois. Une ulcération très large existe sur le menton; çà et là se voient quelques tubercules cutanés, suspects et ressemblant à des furoncles qui suppurent, mais étant indolents comme les gommes syphilitiques. La voix est rauque, l'aspect extérieur débile. La mère est bien portante.

21º Corelli, Louisa, âgée de huit mois. Les cicatrices vaccinales sont imparfaites, suppurant encore quatre mois après la vaccination; les ganglions axillaires sont engorgés; de nombreux tubercules plats et suppurants existent à l'anus et à la vulve les ganglions inguinaux sont indurés et l'aspect général chétif. — Une grande amélioration se produit sous l'influence du traitement mis en usage. Sa mère est jusque là bien portante.

Les cas suivants ont été décrits d'abord par le Dr de Katt et observés ensuite par le Dr Pacchiotti.

22° Bianchi, Agostino, âgé de deux ans (première série des vaccinations). La peau était mouchetée par les taches d'une roséole syphilitique, l'aspect du malade était cachectique ; les pustules vacccinales étaient imparfaites et suppuraient encoreaprès deux mois d'existence ; les ganglions axillaires étaient engorgés, la nourrice et le père étaient bien portants.

25° Curaccina, Antonio, âgé de six mois, (première série) mourut le quatorze août, après avoir présenté une éruption pustuleuse aiguë qui ressemblait aux éruptions dont étaient atteints quelques autres enfants, si l'on en croyait la nourrice qui considérait cette éruption comme une éruption variolique maligne. Les pustules vaccinales suppuraient encore quelques jours avant la mort. Le malade, ne fut pas observé par M. docteur de Katt.

24° Curaccia, Joséphine, âgée de sept mois, première série. Les pustules vaccinales suppuraient encore après un mois d'existence ; sa peau était couverte des taches d'une roséole syphilitique qui fut suivie d'une ophthalmie syphilitique, de tubercules plats à l'anus et à la vulve et de raucité de la voix. Le père et la mère étaient bien portants.

25° Castelvero, André, âgé d'un an, seconde série. Les cicatrices vaccinales sont mal formées et offrent une couleur cuivrée ; les pustules vaccinales suppurèrent pendant plus d'un mois et se cicatrisèrent ensuite pour s'ouvrir de nouveau seize jours après et suppurer pendant deux autres mois ; au moment de l'examen de ce malade, elles n'étaient pas encore guéries. A la région inguinale et à l'anus existaient des ulcères plats et sur le cuir chevelu des croûtes impétigineuses ; les cheveux étaient tombés, les ganglions inguinaux et cervicaux engorgés, l'aspect extérieur cachectique ; le père et la mère se portaient bien.

26° Chiabrera, Doménico, âgé d'un an, première série, mourut le premier septembre. Les pustules vaccinales suppu-raient encore et des tubercules muqueux ulcérés existaient aux parties génitales. Il mourut du croup en quatre heures, la mère et le père étaient bien portants.

4

27° Coggiola, Catherine, âgée de deux ans, première série. Les pustules vaccinales suppuraient encore deux mois après leur apparition. De nombreux tubercules muqueux ulcérés existaient aux parties génitales et à l'anus. La constitution de l'enfant était bonne, la mère se portait bien.

28₀ Dalca, Biago, âgé de deux ans, première série. Il présentait à la première visite une roséole syphilitique donnant à la peau un aspect bigarré, et il offrait un teint cachectique, on le soumit au traitement mercuriel et il subit une grande amélioration.

29° Ferraris, Ottavio, âgé de neuf mois, seconde série, mourut le 25 septembre. Ses parents racontèrent que son corps était couvert de pustules, qu'il était tombé dans un état de dépérissement considérable et avait été atteint de diarrhée colliquative. Il ne fut pas vu par le Dr de Katt.

50° Gunone Nicolino, âgé de deux ans, première série. Les pustules vaccinales étaient larges, irrégulières, de couleur cuivrée; trois d'entre elles suppurèrent pendant un mois et se fermèrent alors, mais pour devenir bientôt le siège d'une nouvelle sécrétion qui persista pendant quatre mois. Actuellement ces pustules sont cicatrisées. Quelques plaques muqueuses apparurent à la région inguinale et à l'anus (six); les premieres ne sont pas encore guéries tandis que les secondes sont en voie de cicatrisation ; la mère et le père sont bien portants.

31₀ Grua, Catherine, âgée de 9 mois (seconde série). Des plaques muqueuses à surface grisâtre, occupent le pourtour de l'anus et les parties génitales. Elle fut traitée par le docteur Moponero de Rocca Grimalda, avec l'iodure et le bichlorure de mercure. Son père et sa mère sont bien portants.

32° Imperiale, Domenico, âgé d'un an, seconde série; les pustules vaccinales suppurèrent pendant deux mois. Des plaques muqueuses existaient aux aines et à l'anus. Les ganglions inguinaux étaient engorgés et on constatait l'existence d'une émaciation commençante.

55₀ Manzone, Louisa, âgée de six mois, fut vaccinée le 21 juin avec de la lymphe que l'on avait prise avec une lancette

des vésicules vaccinales de l'enfant Chiabrera (premier vaccinifère), dix jours après leur apparition ; quarante-six enfants
furent vaccinés en même temps. Cet enfant (Manzone) servit à
vacciner dix-sept autres enfants le 22 juin : sept de ces enfants
furent affectés de syphilis. Ce détail fut donné par la nourrice de Rivalta. Dès que le père et la mère de Manzone reçu-
rent la nouvelle de la maladie de leur enfant, ils se hâtèrent
de l'emmener à Acqui afin de consulter le docteur Silventi
(commencement d'août, c'est-à-dire deux mois après la vaccination). Ce chirurgien expérimenté, reconnut qu'elle était
affectée d'une éruption syphilitique papuleuse, occupant le
dos, l'abdomen, les parties supérieures et inférieures; que les
papules étaient, les unes rosées, les autres recouvertes de
squames blanchâtres; que des plaques muqueuses, des tubercules plats, suppurant à leur centre, occupaient en grand nombre les grandes lèvres de la vulve, le pourtour de l'anus, les
fesses et les parties supérieures et internes des cuisses; qu'il
existait des plaques muqueuses aux deux commissures des
lèvres et une abondante salivation; que les ganglions cervicaux,
inguinaux et mésentériques étaient tuméfiés et indolents; qu'elle
était tombée dans un marasme profond; que les pustules vaccinales suppuraient encore, et que l'une d'elles, aussi large qu'un
centime français, était entourée d'une auréole cuivrée et couverte d'une croûte noire. Il déclara, en conséquence, qu'elle
était atteinte de syphilis secondaire, et recommanda soigneusement aux parents de la traiter sérieusement et convenablement. Comme cela arrive quelquefois, ce sage avis ne
fut point écouté. Aucun traitement ne fut suivi. Le 10 septembre, c'est-à-dire trois mois après la vaccination, l'enfant
mourut dans le marasme à la suite d'une hémorrhagie (d'après
le récit des parents qui vinrent la voir). L'autopsie ne fut pas
faite. Mais les parents racontent que si l'éruption cutanée
avait presque entièrement disparu quelques jours avant la
mort, du moins les plaques muqueuses de l'anus, des grandes
lèvres, de la bouche, étaient-elles dans le même état que
lorsqu'elles avaient été vues par le docteur Silventi. Les ul-

cères des bras, et surtout les plus grands, existaient encore dans les derniers jours et étaient couverts d'une croûte noire. Le père et la mère avaient toujours été bien portants et le sont encore. D'autre part, le docteur Silventi qui, dès la première visite, s'informa soigneusement si l'enfant était né syphilitique ou s'il était devenu syphilitique à la suite de la vaccination, apprit des parents de l'enfant et de la nourrice que la jeune Manzone était bien portante avant la vaccination et ne devint malade qu'après qu'elle eut subi cette opération, ainsi que cela avait eu lieu pour tous les autres enfants. La nourrice qui était bien portante au mois d'août, c'est-à-dire à l'époque où elle vit le docteur Silventi, présenta ensuite des ulcères au sein.

33° Muzza, Bernard, âgé de huit mois (première série). Les pustules vaccinales suppurèrent pendant deux mois. Il existait des pustules plates ulcérées aux parties génitales et à l'anus; les ganglions inguinaux étaient engorgés, la voix rauque, et la peau couverte d'une roséole.

35° Monbelli, Antoinette (de Ruluises, Charlotte) âgée de sept mois (première série) présentait de nombreuses plaques muqueuses aux parties génitales, aux parties latérales et internes des cuisses et à l'anus; une roséole, de l'aphonie, des pustules vaccinales irrégulières, et un engorgement des ganglions axillaires.

56° Morbelli, Joseph (de Michachael, et Marie) âgé de huit mois (seconde série) mourut le 28 juillet sans avoir été vu par aucun médecin. D'après les parents, son corps était couvert de pustules semblables à celles des autres garçons; cette éruption fut suivie de la diarrhée, du marasme et de la mort.

57° Monbelli, (Isabella) (de Sébastian et Marie) seconde série. Les pustules vaccinales suppurèrent pendant près de deux mois. Le bassin, les parties génitales, l'anus et les commissures des lèvres étaient le siège de pustules plates. Il existait une roséole, de l'alopécie et de l'aphonie; on constate maintenant quelques signes d'amélioration.

58° Morbelli, Lessis, (de Michel et de Angela) âgé de deux ans (première série). Il existe des tubercules ulcérés aux parties génitales, aux aines et à l'anus, de la raucité de la voix, un engorgement et une induration des ganglions axillaires, cervicaux et inguinaux, des cicatrices vaccinales indurées.

39° Morbelli, Remino (de Bernard et Marie), âgé de deux ans (seconde série). Des tubercules plats ulcérés existent aux parties génitales et à l'anus, les ganglions axillaires sont engorgés l'enfant se porte actuellement beaucoup mieux.

40° Morbelli, Theresa (de Jean et Catherine), âgée de dix mois fut vaccinée le 2 juin et mourut le 10 septembre, nous manquons de détails.

41° Picasso Joseph, âgé de deux ans, (première série). Il existe des ulcères déprimés aux régions inguinales, génitales et anales. L'enfant est émacié et anémique. Il est cependant en voie de guérison; les cicatrices vaccinales sont indurées.

42° Scienca, Antonia, âgée de huit mois (seconde série). Elle offre un aspect cachectique ; les pustules vaccinales suppurèrent pendant près de deux mois. Il existe des plaques muqueuses aux parties génitales et à l'anus, des ulcérations à la commissure des lèvres, de l'aphonie, un engorgement des ganglions axillaires, une roséole syphilitique et de l'anémie. La mère était atteinte de deux ulcères indurés sur les seins et d'un engorgement indolent des ganglions axillaires.

43° Voglino, Michel, âgé de seize mois (première série). Quelques pustules plates existent aux parties génitales et à l'anus ; les pustules vaccinales suppurèrent pendant deux mois ; leurs cicatrices sont irrégulières et indurées, les ganglions axillaires sont engorgés.

44° Viotti, Annunciata, âgée de dix mois (seconde série). offre une éruption cutanée, des pustules plates à l'anus et aux parties génitales, un engorgement des ganglions inguinaux et cervicaux, une habitude cachectique, de l'aphonie et de l'alopécie. Les pustules vaccinales sont irrégulières et sont encore le siège d'une sécrétion purulente.

De cette histoire des deux vaccinifères Chiabrera et Manzone, comparée à celle des nombreux enfants syphilitiques, on peut tirer les conclusions suivantes :

1° Que Manzone, comme Chiabrera, était syphilitique;

2° Qu'elle n'était pas atteinte d'une infection syphilitique héréditaire, latente, dont les effets se révélèrent sous l'influence de l'inoculation vaccinale; mais que la syphilis lui fut communiquée par l'introduction dans l'économie de la lymphe vaccinale. Cette conclusion est suffisamment prouvée par la bonne santé des parents et par l'apparition aux bras des ulcères syphilitiques consécutivement à celle des pustules vaccinales, règle qui, toutefois, ne s'observa pas chez l'enfant Chiabrera;

3° Que ces ulcères furent la première manifestation de la maladie;

4° Qu'après un certain temps d'incubation, apparurent les symptômes syphilitiques secondaires qui atteignirent leur complet développement, deux mois après la vaccination;

5° La transmission de la syphilis, qui eut lieu de la bouche de Manzone au sein de la nourrice, démontre encore que l'enfant était bien atteint de syphilis et communiqua cette maladie de la même manière que Chiabrera la communiqua au sein de sa mère;

6o Que, de même que Chiabrera communiqua la syphilis par l'intermédiaire de la lymphe vaccinale, prise le dixième jour qui suivit l'apparition de ses pustules, de même, Manzone communiqua la syphilis à sept enfants par l'intermédiaire de la matière vaccinale prise le dixième jour de l'apparition de ces pustules.

Dans la prochaine leçon, nous vous tracerons l'histoire de cette maladie arrivée à une période plus avancée de son existence.

Telle est la relation qui a été faite avec beaucoup de soin par le Dr Silventi, qui faisait partie de la commission que le congrès d'Acqui chargea d'examiner les enfants de Rivalta.

CINQUIÈME LEÇON.

DE L'INOCULATION VACCINO-SYPHILITIQUE.

Lorsque la syphilis apparut en Europe, vers l'an 1483, il n'existait, si l'on en croit les descriptions qui nous ont été laissées, aucun intervalle entre l'apparition des accidents primitifs et celle des accidents secondaires, et chose digne de remarque, si les médecins du commencement du seizième siècle mentionnèrent les affections des organes génitaux, nul des écrivains antérieurs à cette époque ne les considéra comme des phénomènes essentiels et caractéristiques de la syphilis. On regardait généralement la syphilis comme une maladie contagieuse et se développant sans être précédée d'une période d'incubation. Elle se manifestait d'abord par l'existence d'une éruption de tubercules non suppurants ou par l'apparition de pustules qui se convertissaient ultérieurement en ulcères sanieux ou recouverts de croûtes dégoûtantes. Pendant les trente premières années du seizième siècle, la syphilis eut encore une grande ressemblance avec la lèpre tuberculeuse. Ce même virus, qui, depuis cette époque et surtout de notre temps, s'est en général propagé par des inoculations successives, est devenu moins meurtrier et présente des symptômes moins graves.

Déjà, en 1519, Ulrich et Hutten écrivaient que les symptômes de la syphilis s'étaient tellement modifiés que l'on pouvait à peine croire que c'était une maladie de même nature

que celle qui avait primitivement été observée, et cependant
que de différences séparaient la syphilis du seizième siècle de
la syphilis de nos jours ! Lisez plutôt la description que
Fracastor publiait en 1521 :

« Protinus informes totum per corpus achores
  Rumpebant, faciemque horrendam et pectora fœdè
  Turpabant ; species morbi nova ; pustula summæ
  Glandis ad effigiem, et pituita marcida pinguis,
  Tempore quæ multo non post adaperta dehiscens,
  Mucosa multum sanie taboque fluebat.
  Quin etiam erodens alte, et se funditùs abdens
  Corpora pascebat miserè, nam sæpiùs ipsi
  Carne suâ exutos artus, squallentiaque ossa
  Vidimus, et fœdo rosea ora dehiscere hiatu,
  Ora, atque exiles reddentia gutura voces.
  Tum sæpè aut cerasis, aut Phyllidis ab ore tristi,
  Vidisti pinguem ex udis manare liquorem
  Corticibus : mox in lentum durescere gummi.
  Haud secùs hac sub labe solet per corpora mucor
  Diffluere : hinc demùm in turpem concrescere callum.
  Unde aliquis ver ætatis, pulchramque juventam
  Suspirans, et membra oculis deformia torvis
  Prospiciens, fœdosque artus, turgentiaque ora,
  Sæpè deos, sæpè astra, miser, crudelia dixit
  Interea dulces somnos, noctisque soporem
  Omnia per terras animalia fessa trahebant :
  Illis nulla quies aderat, sopor omnis in auras
  Fugerat. His oriens ingrata Aurora rubebat ;
  His inimica dies, inimicaque noctis imago.
  Nulla Ceres illos, Bacchi non ulla juvabant
  Munera, non dulces epulæ, non copia rerum ;
  Non urbis, non ruris opes, non ulla voluptas. »

Le témoignage des auteurs contemporains prouve évidemment, dit Swédiaur, qu'à cette époque, la syphilis n'était pas
précédée d'une période d'incubation, que beaucoup de personnes moururent, sans avoir présenté la moindre affection des
organes génitaux, faits identiques à ceux qu'observa Bowman

lorsque la syphilis parut au Canada. Lorsque la syphilis apparaît dans un pays, elle est caractérisée par des symptômes très graves, et dont l'intensité est encore plus grande quand elle est importée d'un pays chaud dans un pays froid. La syphilis du Canada en est une preuve convaincante, et la maladie qui parut en Europe au quinzième siècle confirme aussi cette remarque. Après un certain laps de temps, la maladie devient moins grave, ses progrès moins rapides, ses symptômes moins intenses et, à notre époque, il est certaines manifestations que nous n'observons plus ; peut-être même dans des temps plus reculés ne siégera-t-elle plus qu'aux organes génitaux, tandis qu'à son début, à sa réapparition ou lorsqu'elle frappe pour la première fois une population jusque là à l'abri de ses coups, son action virulente est plus intense. Peut-être ces effets sont-ils dus à l'union du poison syphilitique à quelqu'autre élément morbide.

Un fait vraiment remarquable, et sur lequel nous devons insister, c'est que lorsque la maladie de Rivalta, jusque là inconnue dans cette ville, se manifesta, on ne constata aucun intervalle entre l'apparition des accidents primitifs et celle des accidents secondaires.

L'induration spécifique, qui constitue la lésion caractéristique du début de la maladie, ne fut pas observée chez certains malades ou n'a pas été indiquée, et l'apparition des symptômes syphilitiques se fit alors qu'il ne s'était écoulé qu'un laps de temps extraordinairement court depuis l'inoculation du poison morbide. Mais quand l'infection constitutionnelle des enfants fut accomplie, les personnes auxquelles la syphilis fut alors communiquée offrirent des symptômes syphilitiques facilement reconnaissables. Chez les nourrices et chez les mères, l'apparition des symptômes primitifs était précédée de la période normale d'incubation; le chancre induré était la lésion qui précédait l'infection constitutionnelle, et entre l'apparition des symptômes primitifs et secondaires s'écoulait le laps de temps habituel.

Lorsque la syphilis parut à Rivalta, elle fut caractérisée par une éruption pustuleuse, et fut confondue avec la petite vérole. Le même phénomène se produisit lorsque la syphilis apparut en Europe au quinzième siècle.

La syphilis étant devenue plus bénigne et ayant revêtu une marche chronique en Europe, on a pu en étudier les différentes phases et les états morbides qui les caractérisent. Tout d'abord la syphilis fut considérée comme une maladie n'offrant qu'une seule origine, et dont les effets n'étaient dus qu'à un seul poison morbide. Jusqu'au commencement de ce siècle, on n'établissait pas de distinction entre les accidents primitifs et les accidents secondaires; jusque même en l'année 1854 on ne faisait aucune différence entre le *mode d'origine* des deux espèces de chancre. Il n'est donc pas surprenant qu'à Rivalta, où la syphilis fut, à son apparition, excessivement contagieuse, les premiers cas observés furent très différents de ceux qui passent sous les yeux des médecins des diverses capitales de l'Europe. La description des premiers cas dénote un défaut d'observation et une grande confusion, et dans quelques-unes des observations où la mort survint rapidement, on ne retrouve pas les caractères distinctifs de la syphilis. Mais les choses changèrent dès que l'attention des médecins fut appelée sur ce sujet.

Le Dr Pacchiotti dit : « Je vis que la syphilis tirait son origine dans ces divers cas non d'un chancre mou non suppurant, mais du chancre induré et infectant de Ricord. Il existait une période plus ou moins longue d'incubation entre l'inoculation et l'apparition de l'ulcère consécutif, de sorte que le chancre était à la syphilis ce qu'est à l'hydrophobie la morsure d'un chien. Les symptômes secondaires se manifestaient après une seconde période d'incubation. Le docteur Pacchiotti nous dit qu'il a écrit ce qu'il a vu sans excitation ou idée préconçue, qu'il l'a d'abord fait avec l'hésitation d'un homme qui doute et ensuite avec la conviction d'un homme qui a été progressivement convaincu. Il rapporte ce qu'il a vu, ajoute-t-il, avec la sévère impartialité d'un homme qui écrit sans avoir égard aux opinions des autres ou à ce qui a été écrit avant lui.

Le Docteur Pacchiotti fit une troisième visite à Rivalta le cinq janvier. Il trouva que les enfants soumis au traitement étaient en voie d'amélioration, et que le plus grand nombre offraient, pour ainsi dire, un état satisfaisant. On constatait toutefois de nombreuses manifestations syphilitiques.

Chiabréra, le premier vaccinifère, présentait une alopécie complète; la diarrhée avait cessé, et la voix était distincte. Il existait, toutefois un tubercule muqueux sur la conjonctive de la paupière inférieure.

Cupena présentait les cicatrices déprimées d'ulcérations anciennes, sur diverses parties du corps et des tubercules syphilitiques indurés récemment apparus sur la poitrine et les fesses.

Carozzo présentait des tubercules plats au pourtour de l'anus, et des ganglions engorgés aux aines. L'éruption cutanée avait disparu.

Garborino présentait deux plaques muqueuses à l'anus, deux ulcérations grisâtres et indurées sur le scrotum, des tubercules muqueux et un engorgement ganglionnaire de l'aine. Voglino, Garborino, Panodi, Gunone et Scianca présentaient à cette époque des symptômes identiques.

La commission se livra alors à une investigation sévère des cicatrices vaccinales; elle observa les anomalies, et les irrégularités qu'elles présentaient et qui prouvaient qu'elles n'avaient pas suivi leur marche habituelle : sur quelques enfants elles étaient excavées, profondes, larges, et offraient encore une couleur livide ou cuivrée; chez quelques uns la base était dure, et cette dureté s'étendait autour de la cicatrice; ceux-ci présentaient un engorgement des ganglions axillaires correspondants; chez ceux-là se voyait encore l'ulcération dont la base était indurée, la surface humide et le siège de la production incessante de croûtes; chez d'autres enfin, les croûtes étaient adhérentes, et la cicatrice sous-jacente indurée, livide ou cuivrée.

On certifia que dans tous ces cas, c'était un certain temps après la vaccination que les vésicules avaient suivi une marche insolite. On ne pouvait déterminer le moment précis où ce changement avait eu lieu, aucun médecin n'ayant été appelé. Du moins paraît-il certain, d'après les descriptions données par les mères, que les vésicules vaccinales se convertirent en ulcérations indolentes, et quand la commission les vit pour la première fois, quatre mois après la vaccination, elles se présentaient encore sous la forme d'ulcérations serpigineuses crustacées et livides. S'appuyant sur ces bases, la commission déclara que les vésicules vaccinales de ces enfants s'étaient converties en chancres syphilitiques, et que le premier symptôme syphilitique avait consisté en un ulcère vénérien développé au point d'inoculation.

En même temps que l'on constatait l'état des enfants, on faisait les remarques suivantes sur celui de leurs mères :

1° La mère de Chiabrera (le premier vaccinifère), présentait un grand nombre de tubercules plats à la vulve. On constatait l'existence d'une cicatrice d'un chancre induré sur le sein gauche et les traces d'un engorgement spécifique des ganglions axillaires correspondants. Elle souffrait beaucoup de douleurs rhumatismales, était affectée de céphalalgie intense et d'insomnie. Elle avait considérablement maigri, présentait des ulcères sur les deux amygdales, de l'impétigo, de l'alopécie, un engorgement des ganglions cervicaux postérieurs et une roséole syphilitique.

2° La mère de Carozzo, qui était bien portante au mois d'octobre, présentait sur le sein droit, entre la base du mamelon et l'auréole, la cicatrice récente et indurée d'un ulcère syphilitique et un engorgement des ganglions axillaires correspondants. Cet ulcère, disait-elle, existait depuis deux mois.

Il y avait un grand nombre de plaques muqueuses à la vulve, un engorgement indolent des ganglions de l'aine, une éruption érythémateuse (roséole) et papuleuse sur l'abdomen, la poitrine, les hanches, le cou et la face ; de l'impétigo et une alopécie commençante.

5° La mère de Cupena, qui, au mois d'octobre avait été considérée comme atteinte de deux petits tubercules suspects sur le sein gauche, présentait à la place de ces tubercules

des cicatrices indurées et un engorgement des ganglions axillaires correspondants ; elle avait aussi des plaques muqueuses
à la vulve et à l'anus, de l'alopécie, de l'impétigo, de la céphalalgie, des douleurs rhumatoïdes et deux ulcères grisâtres
sur les amygdales.

4° La mère de Saccone, qui était bien portante au mois
d'octobre, présentait sur le sein gauche un ulcère en voie de
cicatrisation et dont la base indurée s'élevait au-dessus des
téguments environnants. Il existait un engorgement des ganglions de l'aisselle correspondante. L'ulcère avait persisté
deux mois environ. Depuis vingt jours avaient paru des plaques muqueuses sur les grandes et les petites lèvres de la
vulve et un engorgement des ganglions inguinaux ; sur toute
la surface du corps existait une roséole syphilitique manifeste; une affection impétigineuse du cuir chevelu, un engorgement chronique des ganglions cervicaux postérieurs, un
ulcère profond et cendré de chaque amygdale.

5° La mère de Voglino, sur le sein gauche de laquelle on
avait observé cinq ulcères syphilitiques caractéristiques, présentait au mois de janvier les cicatrices indurées et cuivrées
de ces ulcères et l'engorgement spécifique des ganglions
axillaires. Il existait aussi une affection impétigineuse du cuir
chevelu, une alopécie commençante, une pléiade cervicale, un
large ulcère sur chacune des amygdales, une éruption syphilitique caractérisée par de la roséole, des papules syphilitiques
et du psoriasis;

6° La mère de Morbello, qui était bien portante au mois
d'octobre, présentait un chancre induré sur le sein droit, chancre qui existait depuis un mois et demi et était accompagné
de l'engorgement des ganglions axillaires. La vulve et l'anus
étaient le siége d'un grand nombre de tubercules plats. Il existait
des plaques muqueuses, sur les deux amygdales, des croûtes
sur la tête, la pléiade cervicale, de l'alopécie, des papules
syphilitiques sur le dos, les bras et les épaules, une roséole
sur l'abdomen et un ulcère et des granulations sur les lèvres
du col de la matrice.

7° La mère de Voglino, qui était bien portante au mois d'octobre, présentait une petite cicatrice à la base du mamelon droit. Elle aurait pu échapper à un examen superficiel, mais en observant soigneusement, on constatait qu'elle était dure et accompagnée d'un engorgement des ganglions de l'aisselle. Il existait autour de l'anus des tubercules plats qui n'étaient pas accompagnés d'engorgement ganglionnaire, de l'alopécie, des croûtes impétigineuses sur la tête, des ulcères sur les amygdales, la pléiade cervicale, et en outre une éruption papuleuse et vésiculeuse de la peau;

8° La mère de Marescotti, bien portante au mois d'octobre, présentait une petite cicatrice indurée sur le sein gauche, sans engorgement ganglionnaire correspondant, des plaques muqueuses de la vulve, des croûtes impétigineuses sur le cuir chevelu, une alopécie commençante, des ulcères sur les amygdales, une roséole et un lichen syphilitique.

9° La mère de Garbarino, bien portante au mois d'octobre, présentait deux cicatrices encore indurées sur les deux seins, un engorgement des ganglions axillaires, des plaques muqueuses à la vulve, au périnée, et surtout à l'anus, un impétigo syphilitique et des croûtes sur le péricrâne, de l'alopécie, des ulcères sur les amygdales, une pléiade cervicale et une roséole syphilitique.

10° La mère de Scianca et la nourrice de Zoccola offraient l'une et l'autre tous les phénomènes syphilitiques que je viens d'énumérer.

Il ne sera peut-être pas inutile de nous arrêter un instant et de réfléchir aux faits que nous avons devant les yeux.

Les faits passés à Rivalta ayant été accueillis avec prévention, et les conclusions en ayant été tirées par un homme qui n'en avait évidemment pas observé tous les détails, il est nécessaire d'être précis dans la relation de ces faits et les conclusions que nous en déduirons. Il est aussi important de déterminer de quelle maladie furent atteintes les vingt mères ou nourrices des enfants vaccinés, maladies dont seules, parmi une population de deux mille habitants, elles furent affectées.

Nous devons prendre pour guide la première conclusion de
Ricord que nous avons déjà citée au commencement de ce
cours : « L'existence d'un chancre doit être regardée comme
certaine non parceque cet ulcère a apparu après un contact
suspect, non en raison de son siège, de l'induration de sa base,
de sa couleur, de sa forme, des caractères de ses bords, de
l'auréole rouge qui l'entoure, mais parcequ'il est inoculable, et
reproduit la même maladie. » Cette proposition vraie relativement à l'une des formes de la syphilis, à l'une des espèces du
chancre, l'est aussi relativement à l'autre. Si donc nous accep-
tons les caractères distinctifs de Ricord, il ne nous reste plus
qu'à nous demander si la maladie des nourrices et des mères
était la même que celle qui existait chez les enfants (le mode de
transmission à l'aide du sein étant clairement indiqué). Chez
les enfants nous constatons une marche indolente de l'affection
qui laisse à sa suite une cicatrice cuivrée et souvent même
indurée, est accompagnée de l'engorgement chronique des
ganglions lymphatiques correspondants, est suivie de plaques
muqueuses, d'ulcérations de la gorge, de la perte des cheveux,
de diverses espèces d'éruptions que la commission déclara
syphilitiques. Chez les mères, nous constatons l'existence de
la forme indolente de l'inflammation adhésive sur les seins, et
à la suite de cet état inflammatoire une cicatrice indurée,
accompagnée de l'engorgement des ganglions lymphatiques
axillaires, des plaques muqueuses, des ulcérations de la gorge,
de l'alopécie, et diverses espèces d'éruptions cutanées qui
furent considérées comme syphilitiques; il semblerait superflu
de renouveller cette question : était-ce la même maladie ? si
l'on ne savait que les doctrines de Ricord, qui pendant si
longtemps subjuguèrent les esprits des médecins, entretien-
nent encore des préjugés. Le grand maître a proclamé que
les accidents secondaires n'étaient pas contagieux; aussi dé-
clarait-on il y a quelques années, et déclare-t-on encore aujourd'hui que les observations que nous avons relatées ne
sont pas des observations d'affections syphilitiques, parcequ'il
n'y a eu aucune contagion exercée d'un accident primi-

tif de l'enfant au sein de la mère. Nous nous en rapporterons ici à l'opinion de Swediaur que nous avons citée dans la première leçon : « En s'appuyant sur une théorie mal fondée, dit ce médecin, on laisse le virus syphilitique se propager parmi de nombreuses familles. » Nous devons, toutefois pour rendre justice à Ricord, l'une des plus brillantes lumières de cette branche de la science médicale, nous devons, dis-je, ajouter qu'il a toujours accepté les témoignages évidents de l'expérimentation et de l'observation, et qu'il a maintenant complétement modifié les opinions qu'il professait et qui pendant longtemps ont exercé une si grande influence.

Mais il est des médecins qui ont brillé pendant un certain temps d'un assez vif éclat et qui ne se sont pas laissé aussi facilement convaincre ; aussi est-il nécessaire de multiplier les exemples.

Au mois d'octobre 1858, une commission composée de MM. Velpeau, Ricord, Devergie, Depaul et Gibert fut chargée de donner au gouvernement une réponse officielle sur les questions suivantes : Les accidents secondaires sont ils inoculables? les effets de l'inoculation de la syphilis sont-ils différents chez l'enfant et chez l'adulte?

Les observations suivantes furent rapportées :

1° On inocula un malade affecté de lupus de la face, avec la sécrétion de plaques muqueuses secondaires existant chez un individu qui présentait autour de l'anus un grand nombre de tubercules plats dont l'apparition avait eu lieu quinze jours auparavant et, qui étaient survenues consécutivement à un chancre du pénis, dont le début remontait à quinze mois et dont la cicatrice était encore apparente. Huit jours après l'inoculation, survint au point inoculé une papule proéminente et de couleur cuivrée. Vingt-deux jours après la papule était plus large et humide.

Au vingt-neuvième jour existait un ganglion engorgé à l'aisselle correspondante ; au trente-deuxième jour, une croûte s'étant détachée, laissa à nu une excoriation superficielle, au cinquante-cinquième jour existait une ulcération encore superficielle, au centre de la papule, qui constituait alors un tubercule bien distinct; quelques taches et quelques boutons rouges apparurent bientôt sur le corps et ne tardèrent pas à être suivis d'une éruption syphilitique générale. Trois mois et demi après l'inoculation, et six semaines après le début du traitement mercuriel, se voyait sur le bras gauche une cicatrice superficielle, blanche et légèrement déprimée; l'engorgement ganglionnaire de l'aisselle persistait et l'éruption cutanée s'effaçait un peu.

2° On inocula de la même manière un malade affecté d'un lupus invétéré : vingt-cinq jours après, on apercevait de la rougeur en deux des points inoculés, et bientôt au centre de ces taches rouges apparut une papule, sèche d'abord, mais bientôt humide, excoriée, couverte d'une croûte et indurée. Un ganglion axillaire s'engorgea et acquit le volume d'une noix; enfin le trente-septième jour après l'inoculation, se développa la roséole.

M. Auzias-Turenne pratiqua l'inoculation dans les deux cas précédents; ce fut au contraire M. Gibert qui la fit dans les deux cas suivants :

3° Cette observation offre une grande analogie avec celles que je viens de rapporter; elle n'en diffère qu'en ce que la papule d'inoculation était plus petite, l'induration consécutive moins marquée et l'ulcération subséquente superficielle, ronde et fongueuse. La roséole apparut comme dans les deux premiers cas.

4° Le malade qui fournit la sécrétion occupait un des lits du service de M. Puche à l'hôpital du Midi. Il avait un chancre induré à la surface externe du prépuce, chancre qui avait fait place à une cicatrice indurée, et qui avait déterminé un léger engorgement des ganglions inguinaux. Des tubercules muqueux secondaires étaient apparus sur le scrotum, autour de l'anus, à la partie interne des cuisses et sur d'autres points du corps. On voyait sur le front une large papule, squameuse, cuivrée, sèche et ayant la circonférence d'une pièce de cinquante centimes. Le 9 février, on passa la pointe d'une lancette sur

celle papule et on y déposa ainsi une petite quantité de sang et
de sérum qui fut immédiatement inoculée sur la partie supérieure et antérieure du bras droit d'un malade affecté, comme
les précédents, de lupus de la face. Cinquante jours après cette
inoculation on aperçut au point inoculé une papule proéminente, rouge et irrégulière, papule qui existait, d'après le récit
du malade, depuis quinze jours, qui offrait les dimensions d'une
pièce de cinquante centimes et était recouverte d'une petite
croûte, papule dont l'aspect, en un mot, était tout à fait semblable à celui de l'affection qui avait fourni la matière inoculée.
Pendant toute sa durée, elle ne présenta aucune excoriation et
ne sécréta aucun liquide; elle fut un bel exemple de la deuxième
forme de lésions primitives de la syphilis constitutionnelle,
forme que nous avons indiquée dans l'une des précédentes
leçons. Autour de cette papule apparurent d'abord quelques
taches cuivrées et légèrement saillantes, et ensuite une éruption squammeuse et d'autres symptômes syphilitiques sur
divers points du corps.

Il serait peu convenable de multiplier le nombre des exemples d'inoculation des manifestations syphilitiques secondaires;
que l'on sache, du moins. que des observations du genre de
celles que je viens de relater ne manquent pas. J'ai donné les
précédentes parce qu'elles ont été rapportées par une commission dont M. Ricord faisait partie et que nous avons ainsi
l'assurance qu'elles sont satisfaisantes à tous les points de vue.

Les médecins qui n'acceptent pas encore la contagion des
accidents secondaires, demandent que l'on fasse pour le leur
démontrer ce que fit Ricord pour prouver l'inoculabilité du
chancre suppurant. Mais ont-ils sérieusement réfléchi à ce
qu'ils demandaient? Ils exigent dans le seul but de satisfaire
leur esprit et de détruire leurs idées préconçues que l'on inocule
sur une personne saine une maladie qui détermine nécessairement des accidents constitutionnels ! Ne seraient-ils pas les
premiers à réprouver une telle manière d'agir si on accédait à
leurs désirs; d'ailleurs ces expérimentations ne sont ni nécessaires ni justifiables.

Les observations que j'ai rapportées dans cette leçon prouvent que les accidents syphilitiques secondaires peuvent être facilement communiquables dans certaines circonstances, que cette communication peut se faire par la vaccination quand les précautions nécessaires ne sont pas prises. Dans la prochaine leçon nous donnerons de nouvelles explications de ce grand fait, et nous examinerons avec plus de soin quelques uns des symptômes observés sur les enfants de Rivalta; enfin nous indiquerons quelle est la source de la syphilis, source que le Dr Pachiotti a découverte dernièrement.

SIXIÈME LEÇON.

DOUBLE INOCULATION.

Nous avons démontré qu'à Rivalta, la syphilis avait été communiquée, à l'aide de la vaccination, à un certain nombre de malades. Une question très importante se présente maintenant : savoir si la syphilis et la maladie vaccinale sont les seules maladies qui furent communiquées et qui peuvent désormais être transmises ? Examinons de nouveau les symptômes. Nous jugeons que la syphilis était transmise simultanément avec la maladie vaccinale, parceque nous avons vu apparaître des symptômes syphilitiques; mais n'apparut-il aucun autre symptôme, constituant une manifestation, non de la syphilis, mais d'une autre maladie ? Jenner (1) avait remarqué, il y a déjà de longues années, que le virus varioleux peut subir de tels changements, sous l'influence de la putréfaction ou de toute autre modification inconnue, qu'il devient impropre à déterminer la petite vérole ou à préserver la constitution d'une infection postérieure, bien qu'il puisse encore produire un ensemble de manifestations qui offre une grande ressemblance avec celui de la variole, c'est-à-dire, une pustule au

(1) Sur la Variole, édit. 1800, p. 83.

point d'inoculation, l'engorgement des ganglions axillaires, un malaise général et une éruption; il avait, en outre, observé que ce mauvais virus détermine souvent une inflammation locale plus intense que le virus de bonne qualité.

Willan (1) fait également remarquer que le virus varioleux, mal conservé ainsi que le liquide épais, recueilli dans des pustules affaissées et recouvertes de croûtes, ne donne pas toujours la petite vérole, lorsqu'on vaccine avec lui et ne prévient pas toujours l'apparition ultérieure de la maladie, bien que les malades aient offert de l'inflammation et de la suppuration au niveau du point inoculé, des douleurs axillaires, de la fièvre et une éruption vers le neuvième ou le dixième jour. De même, si le fluide vaccinal est pris à une période avancée de la pustule vaccinale, il ne produira pas toujours une vésicule vaccinale, sera dans quelques circonstances complètement inefficace, dans d'autres déterminera l'apparition d'une pustule ou d'une ulcération; dans d'autres, enfin, une vésicule irrégulière ou un érysipèle. On observera les mêmes phénomènes lorsqu'on recueillera la lymphe au temps voulu, mais lorsqu'on l'inoculera sur un sujet qui subit déjà l'influence de quelque cause morbide.

L'inoculation d'un liquide en voie de décomposition, ou de fibrine ou de pus, quelle qu'en soit la source, peut donner lieu à des symptômes locaux et constitutionnels semblables à ceux qu'observèrent Jenner et Willan, consécutivement à l'inoculation de la petite vérole et de la vaccination. Si la lymphe en voie de décomposition est absorbée par les lymphatiques, l'inflammation et la suppuration des ganglions correspondants se produira; si, au contraire, elle est absorbée par les veines et entraînée dans le torrent circulatoire, on verra survenir les symptômes de l'infection purulente.

Un des premiers cas que j'ai eu l'occasion d'observer dans ma pratique privée, fut celui d'un gentilhomme, d'ailleurs bien portant, qui fut affecté d'une tumeur fluctuante de la

____

(1) De l'inoculation de la Vaccine, 1806, p. 81, 82.

jambe, tumeur que l'on incisa avec une lancette dont on s'é-
tait déjà servi pour ouvrir un abcès d'une mauvaise nature.
Il n'y eut pas d'inflammation des vaisseaux lymphatiques ni
d'engorgement de ganglions correspondants; mais le malade
mourut quelques jours après l'incision avec tous les symptômes d'une infection du sang. Ce cas, que j'observai il y a
déjà nombre d'années, s'est profondément gravé dans ma
mémoire.

Quelque soit le liquide en voie de décomposition qui soit
recueilli de la surface d'une plaie, et quelle que soit d'ailleurs
l'origine de cette plaie, s'il est inoculé, il déterminera plus ou
moins les symptômes de l'infection du sang.

Premier cas. — Un enfant subit la petite opération du
phymosis, et tout alla bien jusqu'au quatrième jour; mais alors
la plaie présenta un caractère de mauvais aspect, et une rougeur érythémateuse apparut sur le pubis; dans l'après-midi,
une rougeur semblable, dont la teinte allait en s'affaiblissant
du centre à la circonférence, apparut sur le front; et le malade
mourut le lendemain.

Deuxième cas. — Vers la même époque, un gentilhomme
subit une opération à la région périnéale. On n'observa d'a-
bord aucun symptôme défavorable; mais peu de temps après,
il présenta une rougeur érysipélateuse du front qui fut suivie
de l'inflammation d'un œil et de la mort.

Les mêmes effets peuvent se produire lorsqu'existent des
ulcérations syphilitiques; j'ai eu dans mon service, à l'hôpital Saint-Georges, pendant le cours de cette année un enfant
qui était affecté d'une éruption syphilitique héréditaire. Tout à
coup les symptômes se modifièrent et un grand nombre d'abcès sous-cutanés et secondaires apparut en différents points du
corps. Un autre exemple, non moins remarquable, s'est présenté dernièrement à l'hôpital Lock, chez une femme âgée de
vingt ans, et qui était restée quelque temps à l'hôpital Saint-
Georges, où elle avait été soignée pendant plusieurs mois pour
des ulcérations. Tout à coup les parties malades s'entourèrent
d'une rougeur érysipélateuse intense qui s'étendit sur le côté

droit de l'estomac et sur la cuisse droite. La malade mourut quelques jours après le début de ces accidents; elle avait offert tous les symptômes de l'infection du sang et les caillots du cœur sont figurés dans le dernier numéro des *Transactions pathologiques*. Les exemples précédents nous présentent les effets extrêmes de l'infection du sang provenant de l'absorption d'un liquide en voie de décomposition, mais cette infection peut se présenter avec des phénomènes moins graves.

Il existe, en ce moment, à l'hôpital Lock, un malade qui, après avoir présenté une éruption cutanée secondaire, offre un certain nombre d'abcès sous cutanés en divers points du corps. Sa santé générale, bien qu'altérée, n'est pas cependant sérieusement atteinte. Or, dans quelques-unes des observations recueillies à Rivalta, on trouve notée, l'existence de tumeurs molles sous la peau, d'un érythème sur les fesses, de gastro-entérite. De tels symptômes n'appartiennent certainement pas à la syphilis, mais à une altération du sang que nous pouvons reproduire chez les animaux, en leur injectant dans les veines un liquide en voie de décomposition.

Les états morbides précédents peuvent être inoculés, aussi bien que la syphilis et la maladie vaccinale; mais il est vrai de dire qu'on ne peut les reproduire artificiellement avec le même degré de certitude que ces maladies, et, que, lorsqu'on les a inoculées, elles ne déterminent pas l'infection de l'économie aussi certainement. On n'en doit pas moins prendre toutes les précautions nécessaires pour éviter l'infection locale ou générale de l'économie. Tous les vaccinateurs de la Grande Bretagne ont sans doute observé dans leur pratique des exemples semblables; mais les récents événements ont démontré qu'il était bon de les rappeler de temps à autre. Quand on vaccine, on ne doit pas laisser la lymphe vaccinale sur le bras du malade pendant un temps assez long pour qu'elle subisse des altérations matérielles; le virus dont on fait usage ne doit pas être mélangé à du sang, ce liquide provînt-il du sujet le mieux portant, parce que le sang a un tendance à se décomposer que ne possède pas la lymphe vaccinale.

Il suffit de mettre en usage quatre règles extrêmement simples pour que la vaccination ne soit suivie d'aucun accident; ces règles sont :

1° Se servir chaque fois d'une lancette propre;

2° Ne pas employer de virus qui ait été recueilli au delà du huitième jour, depuis l'apparition de la vésicule vaccinale ;

3° Ne se servir que d'une lymphe vaccinale, pure et non mélangée à du sang ou à toute autre sécrétion ;

4° Se servir de lymphe prise sur un sujet bien portant.

Lorsque, pendant l'acte de la vaccination, un peu de sang s'écoule de la plaie, c'est que des vaisseaux capillaires ont été blessés. Vu la petitesse des vaisseaux, il est impossible de connaître avec certitude leur mode de guérison, mais il n'y a pas de raison de croire qu'il diffère de celui que présentent les gros vaisseaux. Or, nous connaissons parfaitement celui-ci, et il n'est pas sans intérêt et avantage, je pense, de considérer ce qui se passe quand une veine est blessée par un instrument propre, et les modifications que ce procesus subit quand on fait usage d'une lancette contenant une certaine quantité, quelque petite qu'elle soit, de liquide en voie de décomposition.

Quand une veine est divisée, le sang qui s'épanche dans sa gaîne celluleuse et dans le tissu cellulaire environnant se coagule, se rétracte et devient le milieu dans lequel s'accomplit la réunion. Les lèvres de la plaie sont ainsi réunies l'une à l'autre, et le sang continue son cours à l'intérieur du vaisseau. C'est là un excellent exemple de la réunion par première intention de Hunter, réunion qui diffère de celle que l'on obtient par l'inflammation adhésive. Quand une veine est blessée, la même « intention » a lieu plus ou moins parfaitement ; mais si une certaine quantité, quelque petite qu'elle soit d'ailleurs, de liquide en voie de décomposition reste dans la plaie, se trouve mélangée à la fibrine coagulée du sang, son action se communiquera à la substance qui unit les bords de la veine; l'union existante sera détruite, la fibrine désagrégée, et le vaisseau ouvert ; les bords du vaisseau divisé ne restent pas plus longtemps adhérents l'un à l'autre, et la fibrine qui les unit devient le siège d'une décomposition moléculaire qui peut envahir le caillot contenu à l'intérieur de la veine. Le liquide résultant de cette décomposition peut se trouver entraîné dans le torrent circulatoire, et alors surviennent les symptômes d'une irritation locale, ou de désordres généraux de l'économie. Ces phénomènes peuvent aussi bien survenir après la blessure d'une petite, qu'après celle d'une large veine et ils nous donnent une explication satisfaisante des affections du bras ou des états morbides constitutionnels, qui sont fréquemment consécutifs à la vaccination. On ne saurait un seul instant confondre de tels symptômes avec ceux auxquels donne naissance l'inoculation de la syphilis, ou qui appartiennent en propre à la vaccination.

Il est vrai de dire, toutefois, que la lymphe vaccinale peut se décomposer, ou que les liquides sécrétés par les ulcères, d'un sujet syphilitique peuvent subir des modifications chimiques, et que si ces humeurs sont alors inoculées, elles ne donneront pas seulement naissance à la maladie dont elles sont des effets, mais encore à tous les symptômes que déterminent l'absorption, et le passage dans le sang d'une matière morbifique. A Rivalta le liquide inoculé était publiquement recueilli des vésicules vaccinales, et la preuve qu'il contenait le véritable poison vaccinal, c'est que les petits enfants vaccinés subirent sans succès une seconde vaccination. Mais la sécrétion, si l'on en excepte celle avec laquelle fut vacciné le premier enfant, la sécrétion, dis-je, fut prise aussi des vésicules vaccinales d'enfants syphilitiques, et de plus, elle ne fut recueillie qu'à une époque assez avancée, et par une température assez élevée, pour que déjà elle eût subi une décomposition commençante.

Nous avons, dans ces particularités de la vaccination, des causes certaines de la production de trois actions morbides distinctes. Le virus vaccinal produisit ses effets habituels, puisque les enfants ne purent être vaccinés une seconde fois ;

la syphilis fut communiquée également aux enfants, ainsi que le prouve la longue liste de faits que nous avons donnée; enfin en outre des symptômes qui appartiennent respectivement à ces deux maladies il y en eut d'autres, tels que la gastro-entérite, l'érythème des fesses et des abcès sous-cutanés qui peuvent être rapportés au passage dans le sang du virus en voie de décomposition.

Chacun de ces trois états morbides a ses causes spéciales et spécifiques, est régi par des lois qui lui sont propres et diffèrent l'un de l'autre par des symptômes particuliers. Chacun d'eux apparaît après un laps de temps différent : les effets de l'absorption du virus vaccin se manifestent après le temps le plus court; ceux de l'infection du sang, après une période plus longue, et ceux de l'inoculation syphilitique après un intervalle de temps plus long encore.

Si l'on observe avec soin, on reconnaîtra chacune de ces maladies, à l'aide de ses symptômes caractéristiques, et on ne pourra les confondre avec aucune autre.

Lorsque l'inoculation de la syphilis a lieu, cette maladie se traduit sous l'une des trois formes que nous avons décrites dans la seconde leçon; et chez les enfants qui ont été vaccinés, comme chez les autres malades, il faut, pour pouvoir affirmer que la syphilis a été communiquée, il faut, dis-je, savoir observer les premières manifestations de cette maladie. Après l'inoculation vaccino-syphilitique, comme après l'inoculation seule de la syphilis, la période d'incubation, en ce qui concerne la syphilis, est de trois à sept semaines, et si l'on ne suit le malade que pendant huit ou dix jours, on n'observera pas les symptômes de la maladie. Quand l'infection syphilitique ordinaire a lieu, les symptômes primitifs peuvent être assez peu intenses, pour que les malades ne se confient quelquefois pas aux soins d'un médecin; à Rivalta, dans aucun cas on ne fit voir au médecin dans quel état était le bras consécutivement à la double inoculation. En supposant qu'un examen convenable ait été fait, nous pouvons affirmer que la vaccination ne pourrait être accusée d'avoir été le moyen de transmission de la syphilis, si l'on n'avait pas observé l'un des accidents primitifs de cette maladie.

Le fait que le premier vaccinifère de Rivalta a présenté une vésicule vaccinale qui a suivi sa marche naturelle et n'a laissé après elle aucun état anormal, a été l'objet de longs et nombreux commentaires ; et l'on s'est demandé comment la syphilis pouvait avoir été communiquée au petit malade sans que l'on ait aperçu au point inoculé l'un ou l'autre des accidents primitifs. On a dit que si la syphilis eût été réellement inoculée, on aurait observé l'une des manifestations primitives de cette maladie. Pendant longtemps on ne donna aucune réponse satisfaisante à cette objection. Enfin le 25 mars dernier, le docteur Pachiotti écrivit qu'il avait découvert quelle était l'origine véritable de la syphilis qu'avait contractée le premier vaccinifère, et qu'il lui semble évident que la lymphe vaccinale envoyée d'Acqui ne peut être accusée. Le docteur Pachiotti découvrit au bout d'un an et demi qu'une jeune femme (qui dit avoir été infectée à Acqui par un enfant) avait eu les symptômes constitutionnels de la syphilis à Rivalta, et qu'elle avait certifié que les symptômes qu'elle présentait existaient encore quelque temps avant la vaccination de Rivalta. Cette femme était mère d'un enfant qu'elle nourrissait, et qui mourut trois mois après sa naissance. Quelques personnes rapportèrent qu'il était mort syphilitique, d'autres qu'il avait été suffoqué dans son berceau. Après la mort de son enfant, elle demanda à allaiter un enfant. La mère Chiabrera lui confia son enfant (premier vaccinifère). Cette nourrice, dont le nom était Liberate, alla vivre avec sa sœur Marie qui nourrissait aussi un enfant. Liberate, en l'absence de sa sœur, nourrit l'enfant de celle-ci ; après un certain temps non seulement l'enfant de Marie était infecté, mais Marie l'était elle-même par l'intermédiaire de son propre enfant. Or, comme cette nourrice infecta sa nièce, il semble très-probable qu'elle infecta aussi Chiabrera dont elle était la nourrice. Ces faits se passèrent deux ou trois mois avant la vaccination de Chiabrera. Il est établi par un

médecin d'Acqui qui leur donna des soins, que la femme Liberate et sa sœur et l'enfant de sa sœur étaient réellement affectés de syphilis. Postérieurement, le professeur Spérino les vit
à Rivalta, et constata l'existence de symptômes syphilitiques.
Ils sont maintenant, dit le docteur Pachiotti, au syphilicome de
Turin.

Ce peut être ou non la véritable explication de la manière
dont Chiabrera devint syphilitique; mais ce ne peut, en tous
cas, détruire l'évidente communication de cette maladie aux
autres enfants et de ceux-ci à leurs mères et à leurs nourrices.
Le récit suivant, publié à la fin de l'ouvrage du docteur Pacchiotti par le docteur Emmanuel Marone, démontre que le
virus syphilitique peut-être inoculé avec le virus vaccinal quand
des soins convenables ne sont pas pris.

En novembre 1856, le docteur Marone reçut la lymphe vaccinale de Campo-Basso, capitale de la Province, et vaccina un
certain nombre d'enfants à Lupara en Molise. La lymphe vaccinale était contenue dans des tubes de verre et mélangée à
une petite quantité de sang qui en troublait la transparence.
Le docteur Marone dit qu'il ne croit pas nécessaire de rapporter les détails de chaque cas particulier, parceque tous les enfants mentionnés plus loin présentèrent, pour ainsi dire, les
mêmes symptômes et qu'agir ainsi nécessiterait des répétitions
inutiles. La maladie dont les enfants furent affectés se développa consécutivement sur leurs nourrices et sur leurs mères
et même sur les domestiques et autres personnes qui étaient
en contact avec eux.

Le nombre de ces enfants s'élève à vingt-trois; ils étaient
nés de parents qui n'avaient jamais présenté de symptômes
syphilitiques, jouissaient d'ailleurs d'une santé générale excellente et n'avaient jamais offert eux-mêmes aucun accident
syphilitique congénital ou acquis avant la vaccination en
question.

Le nombre des enfants vaccinés fut plus considérable que
celui que j'ai indiqué: il y en eut, en effet, dont les observations
ne furent point relatées.

Chez quelques uns des enfants vaccinés les vésicules vacciales disparurent lentement; mais aux mêmes places apparurent peu de temps après des ulcères limités par des bords indurés et accompagnés d'un engorgement multiple et d'une induration des ganglions axillaires. Ces ulcérations persistèrent un mois à un mois et demi environ sans que les ganglions correspondants devinssent le siége d'une suppuration. Chez d'autres enfants les ulcérations se couvrirent de croûtes qui persistèrent pendant un espace de temps inusité, ne furent jamais solidement cicatrisées, s'ouvrirent de nouveau tôt ou tard et prirent alors un aspect ulcéré, enfin, furent accompagnées de l'engorgement des ganglions axillaires.

Dans d'autres cas, les premières vaccinations n'ayant pas réussi, on renouvela cette opération, et les pustules consécutives présentèrent une marche irrégulière et plus longue. Chez tous les enfants dont je viens de parler, se développèrent tôt ou tard, mais en général, vers le milieu de janvier, des manifestations de la syphilis constitutionnelle, c'est-à-dire, la roséole, ou des éruptions papuleuses, impétigineuses ou pemphygoïdes. A une période plus avancée des plaques muqueuses apparurent aux commissures des lèvres, sur la membrane muqueuse de la bouche, autour de l'anus et par la vulve. Les ganglions cervicaux postérieurs et inguinaux s'engorgèrent, et les enfants tombèrent dans un marasme en rapport avec l'extension et la gravité des symptômes syphilitiques.

Les seins des mères qui nourrissaient ces enfants, présentèrent des ulcères variables quant à l'aspect, mais toujours indurés. Quelques uns de ces ulcères avaient l'aspect de plaques muqueuses ulcérées; d'autres étaient superficiels, mais légèrement indurés, d'autres, enfin, présentaient l'aspect des fissures; la plupart de ces derniers existaient sur le mamelon ou l'auréole environnante.

Quelques-unes de ces mères présentaient un écoulement vaginal muco-purulent, et un semblable écoulement avait été précédemment observé chez les enfants infectés. On eut peu d'occasions d'observer quelle était la cause réelle de l'écoulement vaginal ; dans deux cas, cependant, on observa des plaques muqueuses sur le col de l'utérus.

Consécutivement et après un laps de temps variable de cinq à huit semaines, quelques-uns des enfants présentèrent, en outre, des symptômes déjà indiqués, de nouvelles éruptions de roséole, d'impétigo, de psoriasis de la paume des mains et de la plante des pieds et des ulcérations entre les orteils. Quelques femmes présentaient, à cette époque, des plaques muqueuses de la bouche et des organes génitaux, l'engorgement des ganglions cervicaux postérieurs et axillaires qui acquirent la grosseur d'une noisette, mais ne suppurèrent jamais.

Après que les symptômes que je viens d'indiquer furent apparus, quelques-uns des maris de ces malheureuses femmes, furent atteints de la même maladie. Ils présentèrent d'abord sur les lèvres et les commissures de la bouche des plaques muqueuses indurées et qui ne tardèrent pas à s'ulcérer. Chez quelques-uns on observait sur la langue des fissures ulcérées et reposant sur une base indurée. Entre le quatrième et le huitième mois à dater de la première apparition de la maladie, les maris offrirent des éruptions de la même nature que celles dont avaient été atteintes leurs femmes. A cette période plusieurs d'entre eux présentèrent des plaques muqueuses à l'anus, sur le scrotum et le prépuce.

La maladie s'étendit aux autres membres de la famille, et le Dr Marone fait remarquer que des enfants des deux sexes qui n'avaient pas atteint l'âge de la puberté, présentaient des ulcères indurés des lèvres et de la langue. Lorsque ces pauvres gens vivaient pressés les uns à côté des autres dans des habitations étroites et malsaines, on voyait des familles entières atteintes de la même maladie et présentant tous les symptômes que nous avons déjà énumérés.

Le traitement mis en usage consistait en frictions mercurielles sur la peau et bains de sublimé ; quelquefois aussi on donna le sublimé corrosif à l'intérieur ; sous l'influence de ce traitement la maladie fut considérablement modifiée, et dans quelques cas, fut complétement guérie. Mais dans la majorité des cas, les symptômes syphilitiques qui avaient d'abord cédé aux remèdes mis en usage reparurent consécutivement, et dans quelques cas persistèrent plus de deux ans et demi. Quelques enfants moururent, et l'on craignait que ce funeste résultat n'eût lieu chez des adultes.

Un grand nombre des femmes qui avaient été infectées par leurs enfants, avortèrent, lorsqu'elles devinrent enceintes ; quelques autres accouchèrent avant terme d'enfants qui devinrent syphilitiques ; d'autres, enfin, mirent au monde des enfants excoriés et offrant déjà un certain degré de putréfaction.

Quelques-unes de ces malades qui avaient été infectées par leurs enfants, infectèrent d'autres enfants en leur donnant le sein. Voici les noms des onze nourrices qui, à l'abri du plus petit soupçon, communiquèrent la syphilis aux enfants qu'elles nourrissaient et qui n'avaient pas été vaccinés.

Maria Félicie Carusella infecta l'enfant d'Anne Concetta Salvadore ; Angiola Benci infecta Guiseppina Valente; Emmanuela Lombardi infecta Térésa Vennitelli ; la Concetta Tudina infecta Jacopo Ceccarelli ; la Maria Simeone infecta Niccola Pelilla ; la Carmina Bagnoli infecta Pasqualina dit Oto ; la Berenici Cuéarelli infecta la Maria Abbiero et la Stella Salvatore infecta la Diletta d'Onofrio ; l'Antonia Altobelli infecta Antonina Zarlinga ; la Concetta Dabarno infecta Benjaminœ Giacomodonato ; la Vicenza Principe infecta la Térésa Giammaria.

Les symptômes qui parurent chez ces enfants consistaient en tubercules muqueux et en ulcères indurés siégeant d'abord sur les lèvres et ensuite autour de l'anus. Ils furent suivis par une roséole syphilitique bien évidente, et par une éruption papuleuse syphilitique.

Les deux observations suivantes sont spécialement rapportées par le Dr. Marone.

On cherchait une nourrice pour un enfant (L. S.) qui avait été vacciné avec succès dans une autre partie de la province : on choisit une femme qui offrait toutes les apparences de la santé, mais qui en réalité avait été infectée par son enfant de la manière que je viens d'indiquer; son enfant avait reçu la syphilis par l'inoculation vaccino-syphilitique, et était mort consécutivement. Deux mois s'étaient à peine écoulés depuis que la nourrice allaitait L. S. que l'on aperçut sur sa bouche des plaques muqueuses et des ulcères indurés et sur toute la surface du corps une roséole. Le Dr. Marone examina lui-même la nourrice et certifia qu'elle était syphilitique. Guiseppina Simeone fut infectée par son enfant comme la nourrice précédente, et ses seins étant un jour distendus et tuméfiés, elle dut les donner à téter à sa jeune sœur âgée de dix ans; cette enfant Thérésa Valentini fut atteinte de la syphilis et présenta des plaques muqueuses et des ulcères indurés sur les lèvres et la langue et postérieurement des éruptions syphilitiques. La syphilis persista dans ce cas plus de deux ans. Chez quelques uns des malades vus par M. le docteur Marone, les symptômes syphilitiques persistèrent chez les enfants, les nourrices et les mères jusqu'en avril 1859.

Avant l'invasion de cette terrible maladie, il n'y avait jamais eu d'exemple de syphilis parmi les villageois, au rapport du Dr. Marone. C'est mon devoir, dit ce médecin, de dire la vérité et d'affirmer que les habitants de Lupara ont parfaitement su distinguer la relation entre la cause et les effets dans cette triste circonstance, et qu'ils me considérèrent comme coupable du malheur arrivé : c'est pour cette cause que j'ai gardé le silence à ce moment, ne voulant pas jeter de discrédit sur l'une des plus importantes découvertes de notre science. On déclara que la vaccination était la cause de tous ces maux. Sachant aujourd'hui, que d'autres chirurgiens ont éprouvé les mêmes mécomptes, je ne veux pas, quels que soient les inconvénients qui puissent en résulter pour moi, retarder plus longtemps de faire connaître les détails des faits que je viens de mentionner, et que je regarde comme un devoir d'indiquer à la science.

Le Dr. Marone tire les conclusions suivantes de cet intéressant et affligeant récit. La syphilis fut réellement transmise par l'intermédiaire de la vaccination dans le cas que je viens de rapporter.

Les enfants vaccinés furent d'abord infectés et transmirent ensuite la maladie à d'autres personnes.

Le virus vaccin mis en usage était impur, c'est-à-dire mélangé à du sang, et les résultats obtenus démontrent combien il est important de ne pas se servir d'une semblable lymphe.

Le Dr. Pacchiotti a insisté également sur ce point. Il est important, dit-il, de se rappeler qu'il est nettement établi par la mère de Chiabrera (le premier vaccinifère) que pendant tout le temps durant lequel on vaccina avec le virus vaccin de son enfant, le sang coulait du bras de sa fille et qu'elle se plaignit alors de cet incident. Quelques unes des mères dont les enfants furent vaccinés, affirmèrent que la lancette dont on s'était servi était teinte de sang. Il est vrai que quelques-uns des enfants qui furent vaccinés les derniers furent exempts de la maladie et que quelques-uns de ceux qui furent infectés avaient été vaccinés les premiers. Le Dr. Pacchiotti explique cette circonstance en disant que le virus dont on fit usage avait sans doute été emprunté à différentes vésicules, et que certaines de ces vésicules avaient fourni du sang, tandisque d'autres n'en avaient pas donné.

Dans les cas relatés par le Dr. Lecoq on remarque également que du sang avait été mélangé au virus vaccinal. Je donne ici un extrait de ces deux cas, et afin de jeter plus de lumière sur la double inoculation et parcequ'ils ont été faussement cités dans plus d'une occasion.

Le 4 mai, P. âgé de 25 ans, fut revacciné, conformément au règlement militaire; on prit le virus vaccin sur le bras d'un soldat qui avait eu un chancre infectant trois mois avant. Il ne se produisit que quelques pustules avortées, et huit jours après la vaccination apparut au niveau des piqûres une légère rougeur. Quelques jours après une petite ulcération se produisit; augmenta progressivement, prit une teinte violacée, s'indura, et fut bientôt suivie de l'engorgement des ganglion axillair es.

6

Les symptômes syphilitiques constitutionnels apparurent consécutivement.

Un autre soldat vacciné immédiatement après le précédent et avec un virus provenant de la même source offrit une série de symptômes identiques et constituant des manifestations syphilitiques.

Ces deux malades n'avaient jamais eu aucune autre maladie syphilitique. Ils étaient les derniers qui furent vaccinés, et le médecin qui pratiqua l'opération se rappela ensuite qu'au moment où il vaccina ces malades, il avait épuisé ce qu'il avait de la lymphe vaccinale, et avait repris un peu du sang sur la pointe de sa lancette.

SEPTIÈME LEÇON.

DE L'INOCULATION PRATIQUÉE AVEC LE SANG DE SYPHILITIQUES.

Dans la dernière leçon, j'ai posé quatre règles extrêmement simples concernant la manière de vacciner, savoir :

1° On doit se servir d'une lancette très propre ;

2° Le liquide vaccinal ne doit pas têre pris sur le vaccinifère passé le huitième jour.

3° On doit surtout éviter le mélange de ce liquide avec le sang ou toute sécrétion.

4° Le fluide vaccinal doit être pris sur un sujet bien portant.

Ces précautions sont d'ailleurs tellement simples qu'elles doivent naturellement venir à l'esprit de tout vaccinateur. La troisième règle présente une importance beaucoup plus grande que les autres en ce qu'elle a rapport à la transmission de la syphilis. — Dans tous les exemples qui nous ont été rapportés d'inoculation simultanée de la vaccine et de la syphilis, un peu de sang ou de fluide sanguin était mélangé avec la lymphe vaccinale. D'après nous, si la troisième règle est observée avec soin, les autres, bien qu'importantes sous d'autres rapports, offrent peu de valeur au point de vue de la transmission de la syphilis. Il est bien évident que la pure lymphe vaccinale, produira seulement la maladie vaccinale, qu'elle soit prise sur un syphilitique ou sur un malade affecté de la petite vérole.

Pour cette raison, la loi posée par Hunter que deux actions morbides ne peuvent marcher simultanément dans la même

partie du corps et dans le même temps, cette loi, dis-je, semble
trouver sa confirmation. Les exemples rapportés dans le cours
actuel nous démontrent d'une manière évidente que deux actions morbides peuvent marcher de front lorsqu'elles se passent
dans des points très rapprochés, ou bien qu'elles peuvent
se succéder l'une à l'autre sur le même endroit. Ainsi après
une double inoculation syphilitique, nous pouvons avoir dans
le même point d'abord un chancre mou, et après la période
naturelle d'incubation un chancre induré; ou dans les mêmes
circonstances nous pouvons constater que la surface superficielle d'un chancre est affectée d'inflammation suppurative,
tandis que la couche la plus profonde est le siège d'une inflammation spécifique et adhésive. Ces deux actions morbides
peuvent marcher en même temps, l'une étant le résultat d'un
travail local de suppuration, l'autre de la forme infectante de
la syphilis. Bien qu'elles se passent en des points si rapprochés
que leurs sécrétions peuvent être mélangées ; cependant il est
probable, comme Hunter l'a dit, que la même partie ne peut
être affectée dans le même temps de deux actions morbides
différentes.

Ce sujet a été dernièrement éclairé par un cas rapporté
dans le *medical Times* américain du 19 mars dernier.

Un gentilhomme, sa femme et leur petite fille âgée de trois
ans, quittèrent leur hôtel à cause de l'apparition de la petite
vérole. Ils allèrent à Détroit, où l'enfant fut vacciné avec de
bon vaccin. La vésicule vaccinale parcourut ses phases avec
une telle régularité que l'on put supposer que l'enfant était à
l'abri de la petite vérole. A la prière d'un ami intime de la
famille, on prit un peu de lymphe de la vésicule vaccinale du
bras de la petite fille, et on l'inocula au bras d'un autre enfant.
Le second jour après cette vaccination, la petite vérole apparut sur la petite fille primitivement vaccinée. Toutes les personnes présentes devinrent alors très inquiètes et très dési-
reuses de savoir quel serait le résultat de la vaccination sur
l'autre enfant. « A notre grande satisfaction, dit le vaccinateur, nous n'observâmes chez lui qu'un cas très benin de ma-

ladie vaccinale, qui agit même régulièrement et faiblement sur d'autres personnes. »

Dans ce cas la vésicule vaccinale se développa pendant l'incubation de la vraie fièvre varioleuse, et cependant le produit de cette vésicule alors inoculée produisit seulement la maladie vaccinale. Or, comme le virus syphilitique n'est certainement pas plus contagieux que le virus varioleux, nous pouvons conclure que si le premier malade s'était trouvé sous l'influence de la syphilis, en même temps que se développait la vésicule vaccinale, et si le fluide vaccinal avait été seulement pris de cette vésicule, et inoculé sur l'autre malade, la maladie vaccinale seule lui aurait été communiquée.

Le même auteur qui relate le cas ci-dessus mentionné, donne aussi le suivant :

Un jour, un pensionnaire de l'hôpital Sainte-Marie fut exposé à la contagion de la petite vérole ; deux jours après avoir appris cette particularité, je le fis vacciner. Le dixième jour, la vésicule vaccinale était bien développée. Au douzième jour, alors que l'éruption variolique était bien sortie sur toute la face, la vésicule vaccinale était piquée, et la lymphe qui en coula était inoculée sur le bras d'un adulte bien portant. Les effets produits par l'inoculation de cette lymphe furent identiques à ceux que nous observons quand la matière employée est prise sur un adulte d'une bonne constitution et d'une vigoureuse santé. D'autres personnes furent vaccinées avec le liquide ainsi produit et n'offrirent aucun symptôme particulier.

De même nous pouvons supposer que, si l'on inoculait le pus d'une pustule syphilitique née sur un sujet déjà syphilitique, sur une personne indemne de tout accident vénérien, on ne verrait apparaître qu'une simple pustule, suivie bientôt d'un chancre local suppurant ; mais que si le pus d'inoculation était mêlé à une petite quantité de sang ou d'un liquide de sécrétion des accidents secondaires, une double inoculation s'en suivrait. La transmission de la syphilis par le sang ou par les sécrétions des accidents secondaires est un sujet d'un trop grand intérêt pour ne pas nécessiter quelques considérations spéciales.

Le Dr Galligo, savant et éclairé éditeur de l'*Imparziale*, a publié dernièrement quelques expériences intéressantes faites dans le but de jeter la lumière sur le premier de ces deux points.

Le professeur Pelizzari inocula en 1860 deux étudiants en médecine avec le sang d'un malade affecté de syphilis constitutionnelle. Les résultats de ces expériences furent négatifs. Le 6 février 1862, il inocula de nouveau les docteurs Borgioni, Rosi et Passagli avec le sang d'une malade nommée A.T., âgée de vingt-cinq ans, affectée de syphilis constitutionnelle et qui n'avait encore été soumise à aucun traitement mercuriel. Le sang fut recueilli de la veine céphalique avec une lancette neuve. La malade présentait de nombreuses plaques muqueuses sur la lèvre gauche, vers la commissure inférieure, c'est-à-dire au point où avait apparu l'accident primitif. A la place de ce chancre induré se voyait également une plaque muqueuse qui s'était développée sur la cicatrice, ou était due à la transformation *in situ* du chancre en plaque muqueuse. Autour de l'anus existaient aussi des plaques muqueuses ; les ganglions inguinaux étaient engorgés. Il existait une éruption syphilitique confluente, un engorgement des ganglions cervicaux postérieurs et des pustules sur le cuir chevelu. Le sang fut pris d'une partie du bras de la malade où il n'y avait aucune trace d'éruption. — On lava ce bras, et le chirurgien se lava lui-même les mains. La bande et le vase destiné à recevoir le sang n'avaient jamais servi. Au moment où le sang coulait bien de la veine céphalique, on en reçut un peu sur de la charpie que l'on plaça ensuite à la partie supérieure du bras gauche du docteur Borgioni, partie dont l'épiderme avait été enlevé et où trois incisions transversales avaient été faites : cette partie correspondait à l'insertion inférieure du muscle deltoïde. On répéta cette opération sur les docteurs Rosi et Passagli ; mais lorsqu'on appliqua le sang sur le bras du premier de ces médecins il était froid, et quand on le plaça sur le bras du second, il était coagulé.

On enleva le pansement du docteur Borgioni vingt-quatre

heures après l'opération et on n'observa au siége de l'inocula·
tion qu'une petite croûte formée par du sang coagulé. On enleva ensuite les pansements des deux autres médecins, mais on
ne constata aucun fait digne d'être mentionné. Quatre jours
après cette inoculation, toute trace de l'opération avait disparu.

Le 5 mars, au matin, le docteur Borgioni annonça au
professeur Pelizzari qu'au centre de la surface inoculée existait
une élévation très légère et accompagnée de quelques démangeaisons. Le professeur Pelizzari, ayant examiné le bras, constata la présence d'une petite papule arrondie et d'un rouge
sombre. Il n'existait pas d'induration de la base de la papule
ni d'engorgement des ganglions axillaires correspondants. On
couvrit cette papule de charpie sèche et de diachylon pour
éviter les frottements. Le professeur Pelizzari examina le bras
chaque jour ; au huitième jour la papule avait acquis les dimensions d'une pièce de vingt centimes, le douzième jour elle
était couverte d'une écaille mince, adhérente et ressemblant à
du papier d'argent, écaille qui devint, les jours suivants, moins
adhérente, mais plus épaisse et commença à se détacher au
centre. Au quatorzième jour les ganglions axillaires s'engorgèrent, acquirent les dimensions d'une noix et restèrent indolents et mobiles sous la peau. La papule devint un peu plus
sensible, et le 19 mars, en pressant sur la croûte, on fit sortir
de dessous ses bords une petite quantité de matière séro-puru-
lente et on détermina une légère douleur. Les ganglions axillaires étaient plus développés et plus durs, mais toujours indolents.
La papule ne présentait pas à sa base d'induration apparente,
le vingt-et-unième jour, l'écaille était transformée en une véritable croûte, qui commença à se détacher à ses bords et laissa
voir un ulcère sous-jacent. Alors apparut une légère induration;
au vingt-deuxième jour, la croûte se détacha et on put constater l'existence d'un ulcère taillé en entonnoir, à bords résis-
tants, élastiques et formant une induration annulaire. — Ces
bords étaient saillants, adhérents et légèrement inclinés vers
la base de l'ulcère qui était recouverte d'une petite quantité de
matière sécrétée. La douleur était légère ; on appliqua seule-

ment de la charpie sèche. Le vingt-sixième jour, l'ulcération avait acquis les dimensions d'une pièce de cinquante centimes, était le siège d'une sécrétion plus abondante et présentait une induration plus considérable ; le 4 avril cet ulcère resta stationnaire et sa base commença à bourgeonner.—Les ganglions correspondants restèrent engorgés, durs et indolents. Alors commencèrent à se manifester de légères céphalées nocturnes, et les ganglions cervicaux s'accrurent un peu. Le 12 avril apparurent à la surface du corps et particulièrement sur la poitrine et les régions hypochondriaques des taches rouges, irrégulières et ne déterminant aucune douleur au malade.

L'engorgement ganglionnaire du cou était considérable. — Cette éruption devint plus confluente les jours suivants, s'accrut pendant huit jours environ et ne fut accompagnée ni de malaise général, ni de chaleur de téguments ni de démangeaisons. Le 20 avril on constatait encore une augmentation du volume des ganglions cervicaux, et l'état stationnaire du chancre qui présentait ses caractères spécifiques et n'offrait aucune tendance à se cicatriser. — Le 22 avril, la couleur de l'éruption était nettement cuivrée, et au milieu des taches se voyaient des papules de la grosseur d'une lentille. Les bords du chancre commençaient à devenir granuleux. On donna alors du mercure.

Le Dr Galligo fait justement remarquer que le cas du docteur Bargioni est plus important que celui de Waller, non-seulement parce qu'on a pris plus de précautions, mais encore parce que dans le cas de Waller on prit le sang sur une femme dont la peau était littéralement couverte de taches syphilitiques, tandis que pour le Dr Bargioni on le prit dans une partie du corps qui ne présentait pas d'éruption.

Dans le cas de Waller, la personne inoculée présentait un lupus, une affection cutanée; dans le cas précédent, le sang fut introduit dans l'économie d'une personne bien portante.

Dans le cas de Bargioni on a signalé l'engorgement caractéristique des ganglions axillaires, tandis que dans le cas de Waller on ne signale pas l'apparition de l'engorgement des

ganglions cruraux, consécutivement à l'existence de la papule
et de l'ulcération.

Les inoculations de Waller. n'eurent pas lieu sur un médecin, celles du professeur Pelizzari furent faites sur cinq médecins qui pouvaient observer les phénomènes consécutifs en
pleine connaissance de cause.— En définitive, les lacunes importantes que l'on a reprochées au cas du Dr Waller, sont
remplies dans le cas du Dr Borgioni, et il reste maintenant
établi d'une manière incontestable que l'inoculation du sang
d'un sujet syphilitique chez un individu bien portant peut déterminer la syphilis.

Les faits et observations empruntés à des sources diverses
et aujourd'hui publiés, coïncident d'une manière remarquable
avec ceux qu'a observés le Dr Pacchiotti à Rivalta ; aussi pou-
vons-nous sans hésitation adopter les conclusions suivantes :

1° La maladie observée chez les enfants de Rivalta était certainement la syphilis. — Cette assertion est prouvée non-
seulement par les symptômes syphilitiques qu'ils présentèrent,
non-seulement par les résultats du traitement spécifique dont
on fit usage. mais encore par la transmission de la maladie
des enfants à leurs mères.

2° Il est certain que ce fut la vaccination qui fut le moyen
de transmission de la syphilis, puisque tous les enfants présentèrent en même temps la maladie. Bien qu'ils aient été vaccinés en deux fois, les mêmes phénomènes apparurent. Les
pustules vaccinales se convertirent en ulcères chez des enfants
qui jusque-là avaient joui d'une excellente santé. Il est impossi-
sible de penser que dans la même contrée, à la même époque,
quarante-six enfants naquirent de parents syphilitiques et avec
une syphilis héréditaire, et que la maladie éclata chez tous à la
même époque, bien qu'ils fussent d'âges différents.

3° Sur soixante-trois enfants vaccinés, quarante six devinrent syphilitiques, proportion très considérable pour un petit
village de deux mille âmes.

4° On n'a peut-être pas observé d'exemples d'un aussi
grand nombre de morts à la suite de la syphilis. Doit-on attri-

buer ce fait au défaut de traitement ou à la violence de la maladie? Nous avons, en effet, sept morts sur quarante-six enfants, et bien qu'il n'y ait point eu d'autopsie, on peut cependant penser, d'après les récits qui ont été faits, que la mort survint à la suite de la cachexie syphilitique ou de quelque autre maladie intéressante.

5° Le nombre des mères et des nourrices qui furent affectées de syphilis, nombre qui s'élève à vingt-six sur quarante-six, est très important à considérer. En effet, si on retranche du nombre total des mères celles qui ne nourrirent pas, celles dont les enfants moururent immédiatement après l'infection, et enfin celles qui cessèrent de nourrir avant la vaccination, on obtient un nombre qui correspond justement à celui des mères malades. Il est non moins digne d'observation que la mère de Chiabrera, comme d'ailleurs toutes les autres mères, offrit un ensemble de symptômes syphilitiques qui consistèrent d'abord en ulcères sur les seins et ensuite en manifestations constitutionnelles.

6° L'existence simultanée de deux séries d'individus qui devinrent syphilitiques à la suite de la vaccination prouve que les pustules vaccinales parvenues à leur dixième jour d'évolution constituaient les moyens de transmission de la syphilis et de la vaccine. Nous avons là deux expériences simultanées qui se confirment l'une l'autre, se passent dans la même localité, à la même époque et sous l'influence des mêmes conditions.

7° Il est bon de remarquer que les deux vaccinifères Chiabrera et Manzone transmirent chacun la syphilis aux autres enfants qu'ils servirent à vacciner, lorsque leurs pustules furent parvenues au dixième jour de leur évolution.

8° Nous avons pu retracer pas à pas le progrès de la syphilis transmise sans discontinuité de Chiabrera à divers enfants, de ces enfants à leurs mères, des mères à leurs maris.

9° La communication de la syphilis des enfants à leurs mères est une preuve manifeste, que les mères étaient bien portantes avant cet événement, c'est-à-dire n'étaient pas syphilitiques et ne pouvaient par conséquent avoir transmis héréditairement la maladie vénérienne à leurs enfants. — On ne peut pas donner ce qu'on n'a pas. La transmission de la syphilis de cinq mères à leurs maris confirme de nouveau cette vérité. Puisqu'on admet comme une règle générale, que la syphilis n'affecte qu'une seule fois une même personne, il est évident que ces cinq pères étaient bien portants avant la vaccination et n'avaient pu communiquer la maladie vénérienne à leurs enfants.

10° La syphilis, fait étonnant, mais que nous ne devons pas oublier de faire remarquer, fut transmise à un frère et à deux sœurs de ces enfants avec lesquels ils mangeaient et buvaient et qu'ils embrassaient sans cesse. De cette observation semble résulter que la syphilis est transmissible par la bouche.

11° Il est remarquable que la première manifestation de la maladie fut toujours un chancre induré. On put observer ce fait sur les bras des enfants vaccinés, sur les seins des mères, ensuite sur les parties génitales des maris, et enfin sur les lèvres du frère et les avant-bras des sœurs. C'est la première fois que l'on a pu observer sur une aussi large échelle avec quelle uniformité la nature opère.

12° La contagion des accidents secondaires des lèvres des enfants aux seins des mères, des organes génitaux des mères à ceux des pères, des lèvres des enfants à celles de leurs frères, cette contagion est suffisamment démontrée. — Ces divers modes de transmission de la syphilis secondaire doivent vous faire comprendre pourquoi des épidémies variées peuvent apparaître ; ils nous donnent, en outre, l'explication de certains faits qui, jusque-là, semblaient étranges et impossibles. Ainsi à Rivalta quatre-vingts personnes, comprenant les enfants, les mères, les maris, les frères et les sœurs, furent affectées de syphilis.

13° Il est important de rappeler que le sang s'écoula des vésicules vaccinales de Chiabréra pendant la vaccination et que la lancette dont on se servit, en fut imprégnée.

14° La revaccination pratiquée sur cinq des enfants sept mois après la vaccination, ne donne aucun résultat, bien qu'elle ait été faite avec le plus grand soin. On peut donc regarder comme une question désormais résolue que la lymphe vacci-nale et le virus syphilitique introduits simultanément dans l'économie de ces enfants ont donné chacune naissance aux phénomènes morbides qui leur sont propres sans se nuire l'un à l'autre. Nous n'avons pas besoin d'insister sur l'importance de semblables faits.

15° Les époques où la syphilis s'est manifestée sont nette-ment établies. Les pustules vaccinales se convertirent en ulcè-res syphilitiques à la fin de la troisième semaine, c'est-à-dire après leur période naturelle d'incubation, et quand les ulcéra-tions entrèrent en voie de guérison, on vit apparaître une éruption syphilitique caractérisée par des vésicules offrant une grande ressemblance avec celle de la petite vérole et dont l'existence jeta l'alarme dans toute la contrée, et attira l'atten-tion des médecins. On observait d'abord l'ulcération syphili-tique du bras et l'engorgement des ganglions axillaires, et con-sécutivement les manifestations secondaires de la syphilis dont on retrouva des traces quatre mois après leur apparition et qui persistèrent même pendant sept mois. C'est surtout chez les mères que l'on observa ces deux temps : après une période d'incubation plus ou moins longue apparurent l'ulcère syphi-litique des seins et l'engorgement des ganglions axillaires, et ce ne fut qu'après une seconde période d'incubation que l'on observa les manifestations secondaires de la syphilis.

16° En jetant un coup-d'œil sur ce grand nombre de syphi-litiques, nous voyons réunies dans un petit village toutes les formes de la syphilis; nous les observons à tous les âges, chez des individus de constitution et de tempérament variés sur la peau, sur les membranes muqueuses, sur les parties cons-tituantes du système lymphatique, sur les organes génitaux des hommes et des femmes, au pourtour de l'anus, sur les lèvres, dans la cavité buccale; dans les fosses nasales et à la surface du cuir chevelu. La maladie fut d'ailleurs observée à toutes ses périodes, à celle de début, à celle d'acuité, à son déclin.

17° L'enfant Chiabrera est l'origine première de la syphilis observée à Rivalta; cet enfant avait contracté cette maladie deux ou trois mois avant la vaccination en prenant le sein d'une femme syphilitique qui infecta en même temps son neveu. Chiabrera transmit ensuite la syphilis aux autres enfants à l'aide de la vaccination.

18° Il y a à la règle générale quelques exceptions que nous devons indiquer. Chez certains enfants syphilitiques les vésicules vaccinales n'offrirent aucune irrégularité; chez quelques unes des mères syphilitiques on n'observa pas d'ulcération du sein, chez d'autres au contraire ces ulcérations existaient, bien que leurs enfants ne présentassent aucun accident vénérien à à la bouche.

19° Les faits observés à Rivalta offrent une grande importance eu égard à une grande question médico-légale que l'on a souvent donné à résoudre aux médecins, savoir si la syphilis peut être transmise des nourrices aux enfants qu'elles allaitent et des enfants à leurs nourrices ; et dans le cas où l'un et l'autre sont infectés si l'on peut savoir quelle est la personne qui a d'abord été malade, si c'est la mère, l'enfant ou la nourrice. On put observer à Rivalta l'évolution naturelle de la maladie, et l'on eut sous les yeux tous les éléments nécessaires à la solution de ce difficile problème.

Les questions médico-légales ayant trait à la transmissibilité de la syphilis des frères, sœurs, parents ou domestiques, ces questions ont été également éclairées d'un jour tout nouveau.

20° Cet événement de Rivalta a soulevé une autre question non moins importante, et a mis en évidence l'avancement en civilisation du peuple italien. Il est d'un haut intérêt de savoir si les médecins sont responsables, qui ont transmis la syphilis en vaccinant avec de la lymphe recueillie sur des enfants syphilitiques. Les médecins piémontais émirent avec unanimité l'opinion que les médecins n'étaient pas répréhensibles dans de telles circonstances et le gouvernement accepta leur jugement. Le peuple italien doit être fier de cette marque de progrès et comparer avec orgueil la conclusion qu'adopta son gouvernement avec la conduite que l'on tint en Bavière en 1855 contre le docteur Hubner : ce médecin fut, pour un cas semblable, traduit en justice et condamné à la prison.

21° Les faits que nous venons de rapporter exigent que dorénavant les médecins prennent les plus grands soins en vaccinant afin de prévenir le retour de semblables accidents. Les gouvernements qui insistent sur la nécessité des vaccinations et des revaccinations, doivent nommer pour pratiquer ces opérations, des hommes capables et les rémunérer de manière à ne pas permettre au public de pouvoir soupçonner que les vaccinations ont été mal faites.

HUITIÈME LEÇON.

DES MODIFICATIONS IMPRIMÉES A L'INOCULATION DE LA SYPHILIS PAR LA TRANSMISSION HÉRÉDITAIRE DE CETTE MALADIE.

Les observations et les expérimentations que nous avons rapportées dans les précédentes leçons, tendent toutes à démontrer que le sang des syphilitiques et les liquides sécrétés par les accidents secondaires sont inoculables aux individus qui n'ont pas été affectés de la syphilis. Mais les observations et les expérimentations qui, au premier abord, sembleraient entraîner une conclusion directement opposée, ne font pas défaut dans la science. Les faits suivants ont été rapportés par le Dr Sarrhos et se trouvent mentionnés dans la dernière édition des *Leçons sur le chancre de Ricord*, publiées par le Dr Fournier :

Le Dr Rattier, qui n'avait jamais eu la syphilis, pratiqua sur lui-même plusieurs inoculations avec le liquide sécrété par des accidents secondaires de forme variée et ne présenta jamais de symptômes syphilitiques. Ces expériences furent faites il y a quinze ans.

En 1852, M. Cullerier qui n'a jamais eu la syphilis, s'inocula plusieurs fois sans succès le liquide sécrété par des accidents secondaires.

Le Dr Sarrhos, qui n'a jamais eu la syphilis, s'inocula trente fois environ le liquide provenant de diverses formes d'accidents secondaires, au mois de juillet 1852. — En juin

1855 il écrivit qu'il n'avait point observé de symptômes syphilitiques, malgré l'absence de tout traitement préventif. Voici un extrait des expériences qu'il a faites :

1° Il s'inocula sur l'avant-bras le liquide d'une pustule ecthymateuse secondaire; une très petite inflammation se développa sur le point inoculé, mais disparut en peu de jours et ne fut suivie d'aucun autre symptôme.

2° Un malade syphilitique présentait sur la lèvre supérieure une large tache de rupia; on recueillit une petite quantité de pus et on l'inocula sur le malade, sur un médecin qui avait eu la syphilis et sur le Dr Sarrhos lui-même. Chez ce dernier trois piqûres furent faites à l'avant bras et à diverses profondeurs avec une épingle : le résultat fut négatif chez le malade, chez le médecin qui avait été affecté de syphilis et chez le Dr Sarrhos qui ne l'avait pas eue.

3° Le Dr Sarrhos s'inocula du pus recueilli de la surface de plaques muqueuses. Une légère rougeur se développa autour de la piqûre, mais disparut peu de jours après sans être suivie de phénomènes locaux ou généraux.

4° On inocula une seconde fois le liquide sécrété par des plaques muqueuses : une légère rougeur, accompagnée de démangeaisons se développa; mais il n'y eut pas de suppuration, d'ulcération de la peau, d'induration ou d'engorgement des ganglions inguinaux.

5° On fit une double inoculation avec le liquide provenant de la surface d'un ulcère des amygdales, et d'autre part avec un liquide recueilli à la surface d'un ulcère spécifique du bras : le résultat fut négatif.

6° Le Dr Sarrhos pratiqua six piqûres sur son avant-bras avec le liquide provenant de l'un des ulcères dont j'ai parlé dans le paragraphe précédent. Il survint une légère inflammation due, sans doute, à la propagation de l'irritation produite par la lancette. Peu de jours après tout symptôme avait disparu.

Vingt quatre autres expériences sont rapportées et n'ont produit que des résultats identiques. À l'époque le Dr Sarrhos les publia; il ne présentait aucun symptôme syphilitique.

Ces expériences, entreprises avec tant de bonne foi et faites avec tant de persévérance, semblaient, au premier abord, infirmer cette assertion que les accidents secondaires de la syphilis sont inoculables. Mais avant de conclure que les diverses séries d'expériences que nous avons relatées se contredisent, nous devons envisager les deux importantes questions suivantes :

1° L'inoculabilité des sécrétions des affections secondaires ou du sang des malades syphilitiques peut-elle être influencée par la période de la maladie à laquelle le fluide morbide a été recueilli ;

2° De telles inoculations peuvent-elles être influencées par l'existence chez l'individu inoculé d'affections héréditaires ou de prédispositions :

1° Les manifestations de la syphilis ne se développent qu'après une certaine période d'incubation. Ce fait est surtout manifeste après l'inoculation de la maladie; les symptômes constitutionnels ne se développent qu'après une seconde période d'incubation; ils peuvent disparaître, mais alors et après un certain laps de temps ils se manifesteront de nouveau, en revêtant, il est vrai, des formes différentes. La maladie peut ainsi se perpétuer pendant des années, silencieuse pendant un temps plus ou moins long et donnant naissance à certains intervalles à des manifestations apparentes.

S'il est vrai que la lymphe vaccinale produira des effets plus certains, lorsqu'on la recueillera sur une vésicule parvenue à maturité que lorsqu'on l'empruntera à une vésicule naissante ou arrivée à son déclin, il est non moins vrai que le chancre primitif peut être moins facilement inoculé à certaines périodes de son développement qu'à certaines autres. Relativement aux accidents secondaires, on peut admettre également, en se fondant sur l'intensité plus considérable des symptômes syphilitiques qui se manifestent après une certaine période d'inactivité de la maladie, on peut admettre que le sang des syphilitiques doit être plus facilement inoculable au moment où de nouvelles manifestations sont sur le point de se développer et que les sécrétions des accidents secondaires seront plus aisément inoculables, lorsqu'elles seront recueillies à une époque rapprochée de l'apparition des phénomènes. Il est donc important, lorsqu'on envisage les expériences qui ont été faites sur l'inoculabilité de la syphilis secondaire, de considérer la période de la maladie à laquelle le fluide inoculé a été recueilli et l'âge des symptômes

2° Il reste encore une question plus importante à juger, je veux parler des effets que les maladies héréditaires peuvent avoir sur l'inoculation des divers liquides. L'inoculation est-elle négative? Les résultats ordinaires de l'inoculation sont-ils modifiés? S'il est vrai qu'un malade n'est généralement apte à subir l'infection syphilitique qu'une seule fois dans sa vie, il est important pour notre sujet de nous demander si une personne qui a eu la syphilis héréditaire est désormais à l'abri de toute atteinte de la maladie. Dernièrement sont venus à ma connaissance plusieurs faits intéressants, faits dans lesquels nous voyons les manifestations de la syphilis héréditaire apparaître à des intervalles plus ou moins éloignés de la naissance, voire même à l'approche de là puberté. Nous pouvons naturellement conclure de là que la syphilis héréditaire doit perpétuer son influence pendant un temps beaucoup plus long. Il est très important de déterminer si la syphilis héréditaire met aussi bien à l'abri d'une nouvelle atteinte de la même maladie que la syphilis acquise.

Quelle qu'ait été la cause de l'insuccès des inoculations pratiquées avec les sécrétions des accidents secondaires chez des individus indemnes de tout accident syphilitique antérieur, il n'en est pas moins évident que les observations ne sont pas entièrement convaincantes.

Afin d'offrir une valeur réelle, dans la question de la non-inoculabilité des accidents secondaires, il faudrait qu'il y fût prouvé que les malades sur lesquels on expérimenta étaient aptes à subir l'inoculation d'un chancre primitif. S'il se trouvait un malade qui, après avoir subi l'inoculation d'un accident secondaire, ne présentât aucun symptôme syphilitique et qui, soumis ensuite à l'inoculation d'un chancre primitif, offrît un ulcère induré, on pourrait avancer que l'on possède la preuve de la non-inoculabilité des accidents secondaires.

Mais, on ne pourra considérer que comme une observation de peu de valeur celle d'une personne qui a subi vainement l'inoculation d'un symptôme secondaire, dès que l'on n'a pas déterminé si l'infection syphilitique peut être produite ou non chez elle par l'inoculation des divers autres accidents de la syphilis. En raisonnant autrement, on pourrait sans difficulté démontrer que l'ulcère syphilitique n'est pas inoculable.

Parmi les personnes qui s'exposent à contracter la syphilis, on en rencontre de temps à autre qui n'ont présenté aucune des deux formes infectantes de la maladie, et l'on est ainsi conduit à se demander pourquoi de préférence elles ont échappé à la contagion ? La plupart des médecins répondraient sans doute, si on leur adressait une telle question, que cette espèce d'immunité doit être rattachée à quelque particularité de la constitution de ces personnes. Nous nous proposons d'aller plus loin et de déterminer quelle est cette particularité de la constitution, si cela nous est possible. On a dernièrement écrit que cette immunité pouvait être obtenue à l'aide d'inoculations multipliées de la forme suppurante de la syphilis (chancre mou). Nous avons démontré au début de ces leçons que cette proposition, envisagée au point de vue de la théorie, était fausse ; l'observation des faits prouve également qu'elle n'est pas fondée. Il arrive en effet, qu'un malade est successivement affecté de plusieurs chancres mous sans jamais présenter d'accidents constitutionnels, puis est atteint d'un chancre induré comme s'il n'avait pas offert d'affection vénérienne. De quelle cause relève donc cette immunité à l'infection syphilitique que présentent quelques personnes? S'il est vrai qu'un malade ne peut avoir qu'une seule fois la syphilis pendant sa vie et que certains enfants naissent affectés d'une syphilis que leur ont transmise leurs parents, il doit sembler naturel que ces enfants présenteront, lorsqu'ils seront devenus adultes, une immunité à l'infection syphilitique ou que si la maladie se développe de nouveau chez eux, elle revêtira une forme essentiellement différente.

Les recherches modernes sur cette branche de la science nous reportent naturellement aux observations qu'avaient faites d'habiles médecins, qui ne jouissaient cependant pas des avantages que nous possédons aujourd'hui.

En 1818, le docteur Fergusson concluait que la syphilis s'était tellement affaiblie dans le Portugal, qu'elle s'éteignait spontanément, après n'avoir présenté que des symptômes bénins. Il ajoute qu'il y a lieu de croire que la syphilis a subi les mêmes modifications dans d'autres pays : les médecins de certains régiments allemands et de quelques districts de l'empire de Russie ont reconnu que l'emploi du mercure n'était pas utile dans le traitement de la syphilis et que la maladie s'était autant affaiblie que dans le Portugal. Toutes les maladies accidentelles, dit le docteur Fergusson, c'est-à-dire toutes celles qui ne sont pas innées, sporadiques ou endémiques semblent marcher naturellement vers la guérison, lorsqu'elles restent confinées au terrain sur lequel elles ont été transplantées; mais lorsqu'elles apparaissent, sur un nouveau terrain, lorsqu'elles trouvent de nouvelles conditions de développement, elles recouvrent leur puissance première et donnent naissance aux maux à peu près ignorés maintenant, qu'elles produisirent lors de leur apparition. La puissance qu'elles acquièrent ainsi offre quelque ressemblance avec un phénomène que nous offre le règne végétal : semez une même espèce de graine dans un même terrain jusqu'à ce qu'elle soit arrivée à ce point de dégradation qu'elle ne soit plus apte à la reproduction; semez alors des graines d'une autre provenance et même d'une qualité inférieure, et vous les verrez se développer avec une vigueur extrême.

Il en est de même de l'inoculation du virus syphilitique épuisé du Portugal, sur des Anglais ou d'autres étrangers. Ce virus agit comme s'il était d'origine récente, est plus actif et donne lieu à des manifestations plus sérieuses.

On a observé aussi sur les classes inférieures de notre propre pays des faits de syphilis modifiée.

M. Rose, autrefois chirurgien de l'hôpital Saint-Georges, fut à la suite d'expériences faites sur une large échelle sur les soldats des régiments des gardes, conduit à conclure que la syphilis des simples soldats pouvait être traitée seulement par des applications topiques. Il est vrai qu'à l'époque à laquelle M. Rose faisait ses expériences, on n'avait pas établi de distinction entre le chancre infectant et le chancre non infectant; aussi a-t-on dû considérer comme guéris sans mercure, des chancres qui n'auraient jamais été suivis d'accidents secondaires. Il est, toutefois, très probable qu'une certaine quantité des malades traités par M. Rose, étaient affectés de la variété infectante de la syphilis, et le chirurgien ayant constaté qu'ils guérissaient sans mercure, nous pouvons conclure que les malades qu'il traita offraient une syphilis modifiée et analogue à celle que le docteur Fergusson observa en Portugal, à celle qui paraît avoir existé en Allemagne et en Russie. Mais dès que M. Rose essaya de guérir sans mercure les officiers du régiment dont les soldats avaient été soumis à ses expériences, il n'éprouva qu'insuccès, et sir Benjamin Brodie, qui fut témoin de ses expériences, a rapporté que M. Rose traitait les malades de sa pratique privée avec le mercure, comme tous les autres médecins, et que s'il lui arrivait de ne pas donner ce médicament, il éprouvait de nombreuses difficultés.

Nous devons toutefois noter que dans quelques régiments de la ligne, le nombre des chancres infectants est très petit. Nous avons déjà rapporté ce fait dans la deuxième leçon, et l'ouvrage de M. Labett vient à son appui.

A quelle cause devons-nous attribuer cette immunité relative aux formes graves de la syphilis acquise et les modifications dans les manifestations de la syphilis que présentent non seulement des habitants du Portugal, de l'Allemagne et de la Russie, mais encore nos propres concitoyens? Les observations que nous avons faites nous permettent de résoudre cette importante question. Nous pouvons observer aujourd'hui des faits semblables à ceux du Dr Fergusson. Une personne qui a été affectée de syphilis héréditaire pendant son enfance, ne contractera pas la forme infectante de la syphilis à une époque plus avancée de sa vie et présentera seulement des phénomènes syphilitiques modifiés si elle offre quelques manifestations. Si l'on observe un grand nombre d'exemples d'affections syphilitiques chez des malades d'hôpital, c'est-à-dire chez des personnes qui sont plus disposées que d'autres à avoir hérité de la syphilis, on verra que ces affections sont différentes de celles que l'on observe en d'autres circonstances. On peut émettre la même loi pour les cas individuels. J'ai eu l'occasion d'observer des exemples de malades, nés de parents soupçonnnés d'avoir eu la syphilis, malades qui présentèrent des manifestations modifiées de la syphilis à un certain âge de leur vie, et qui paraissent avoir été rebelles à une infection ultérieure. Je dois dire aussi que certains individus qui ne présentèrent jamais de symptômes de syphilis héréditaire ou acquise, ne sont pas aptes à être atteints de la forme infectante de la syphilis, ou s'ils sont infectés ne présentent qu'une forme benigne et qui guérit spontanément. L'explication de ces cas n'est pas difficile à donner. J'ai dernièrement recueilli l'observation d'une femme qui offrait les stigmates d'une éruption que je regardai comme syphilitique, et qui avait eu dix enfants : de ces enfants, sept sont morts, les uns à cause d'avortement, les autres à l'âge de un ou deux ans ; deux ont présenté une éruption pour laquelle on administra le mercure, et un seul n'offrit jamais de symptômes de syphilis héréditaire. Les symptômes évidents d'une affection syphilitique faisant défaut chez ce dernier enfant, en conclurons-nous que la maladie dont ses frères furent atteints ne lui fut point transmise ? Ou sommes-nous certains que la syphilis héréditaire ne peut pas épargner certains individus ou même une génération, ainsi que nous l'observons pour la goutte et quelques autres maladies, et ne se montrer que chez les descendants de ces personnes ? Ce serait évidemment errer que de croire qu'une maladie diathésique n'existe plus dans une famille, parceque l'un de ses membres ou toute une progéniture n'en a offert aucun symptôme. Nous ne savons pas encore quel est le nombre de générations chez lesquelles la syphilis peut n'exister qu'à l'état de germe et sans donner lieu à aucune manifestation. Un homme avancé en âge, que j'ai observé dans un hôpital de Londres, où il était venu se faire traiter pour une forma d'affection vénérienne, cet homme est père de plusieurs enfants, adultes aujourd'hui. Une de ses filles offrit à l'âge de 17 ou de 18 ans une éruption pour laquelle on lui conseilla de la salsepareille; un de ses fils n'a jamais présenté d'affections vénériennes, bien qu'il se soit maintes fois exposé à contracter cette maladie. Ce fils s'est marié et a des enfants. Peu de temps après son mariage sa femme fut affectée d'une éruption que l'on considéra comme syphilitique et qui guérit sous l'influence d'un traitement spécifique. Enfin, le fils lui-même fut atteint d'une éruption identique à celle de sa femme, éruption que j'ai eu l'occasion d'observer et que je considère comme une forme mitigée de syphilis héréditaire. Ce jeune homme fut traité par M. Rose et guérit sans mercure; mais ce serait grandement se tromper que de croire que la syphilis existant chez un individu qui n'a jamais offert d'infection héréditaire ou acquise peut être traitée de la même manière.

NEUVIÈME LEÇON.

DES MODIFICATIONS PRODUITES PAR L'EXISTENCE D'UNE MALADIE ANTÉCÉDENTE SUR LES EFFÉTS DE L'INOCULATION SYPHILITIQUE.

De même que les effets de l'inoculation vaccinale peuvent s'é-
puiser et qu'un malade peut être revacciné avec succès après un
certain temps, de même l'inoculation du virus syphilitique, sur
un sujet syphilitique depuis un certain laps de temps, peut
donner naissance à un chancre infectant primitif. Mais il arrive
incessamment que des malades, atteints de syphilis constitutionnelle, s'exposent à une nouvelle infection avant que l'influence de la première maladie soit épuisée. Dans ce cas,
l'inoculation peut réussir, mais donne naissance à une forme
spéciale de la syphilis. Une papule, un petit tubercule ou une
pustule avortée peuvent succéder à cette inoculation; mais
aucune de ces lésions élémentaires ne présentera les caractères
de l'accident primitif et infectant. Ces lésions offrent en outre
cette particularité, qu'elles ne sont pas précédées de la période
d'incubation spéciale au chancre infectant. Elles apparaisse nt,
en général, peu de temps après l'inoculation, et d'autant plus
rapidement que le liquide qui contient le virus est plus irri-
tant. C'est ainsi qu'un chancre induré, qui ne donne plus
naissance à une sécrétion inoculable sur un sujet syphilitique
devient inoculable sous l'influence d'irritations artificielles ;
c'est ainsi qu'un accident secondaire, qui n'est pas transmissible dans les circonstances habituelles, le devient lorsqu'il
donne lieu ou est mélangé à une sécrétion irritante. Des

observations de ce genre se présentent journellement dans la pratique ; les lésions qui apparaissent dans ces circonstances diffèrent de celles qui constituent les lésions initiales de l'infection syphilitique primordiale, et peuvent sans crainte ne pas être traitées par le mercure. Les exemples suivants éclaireront ce sujet.

Première observation.—H. C. fut placée dans mon service à l'hôpital Lock , le 2 février 1854. Elle offrait une éruption cutanée de nature syphilitique, et plusieurs chancres à la face interne des lèvres et du périnée, chancres qui étaient le siége d'un certain degré d'irritation.

4 février. On fit plusieurs inoculations avec le pus des chancres précédents, à la marge de l'anus et sur les lèvres.

6. On pratiqua de nouvelles inoculations.

11. Aux divers endroits inoculés existe une espèce de pustule. On fait de nouvelles inoculations avec le liquide sécrété par les chancres primitifs et celui qui provenait des inoculations artificielles.

13. Une vésicule est apparue au niveau de chacun des points où l'on a pratiqué les dernières inoculations.

14. Le liquide de chacune de ces vésicules est devenu trouble.

16. On fit de nouvelles inoculations, avec la sécrétion des chancres naturels et des chancres artificiels qui donnaient naissance à la sécrétion la plus abondante. Dix-huit heures après l'inoculation, on apercevait de légères rougeurs au niveau des piqûres.

18. Quarante-quatre heures après les dernières inoculations on ne constatait aucun résultat. On fit de nouvelles inoculations avec la sécrétion des chancres placés près de l'anus, et avec celle des chancres artificiels.

22. Les dernières inoculations ne produisent aucun effet. Au niveau des points inoculés le 11 février, existaient de petites écailles sèches. L'éruption s'était affaiblie.

24. On fit des inoculations avec tout le liquide que l'on put recueillir des divers chancres.

27. Les dernières inoculations n'avaient produit aucun effet.

2 mars. Les chancres naturels et artificiels étaient tous guéris. La malade fut renvoyée et considérée comme guérie ; elle avait suivi un traitement pendant quatre semaines et n'avait pas été apte, pendant les deux dernières semaines, à subir l'inoculation des liquides sécrétés par ses propres chancres.

Il est, au premier abord, difficile d'expliquer pourquoi, dans l'observation précédente on pouvait reproduire telles pustules d'inoculations, et non telles autres ; pourquoi les dernières inoculations donnèrent lieu à des résultats différents de ceux des premières, et pourquoi, enfin, les résultats de toutes les inoculations disparurent après un court espace de temps.

Les deux observations suivantes me semblent fournir une réponse à ces questions. Elles démontrent, en effet, qu'un chancre infectant, qui n'est pas apte à être reproduit par l'inoculation, peut devenir, sous l'influence d'une irritation, et que les effets de l'inoculation seront en raison directe de l'irritation existante au moment de l'inoculation.

Deuxième observation. — Un jeune garçon fut reçu à l'hôpital Lock le 29 juillet 1858. Il avait eu la gonorrhée six mois avant son entrée, mais n'avait été affecté d'aucun autre accident vénérien jusqu'au 13 juillet 1858. A cette époque, il présente un chancre superficiel situé à la couronne du gland et qui guérit en peu de jours. Deux ou trois jours après l'apparition de ce chancre un petit bouton naquit à la surface extérieure du prépuce, bouton qui se développa et qui le 26 juillet offrait tous les caractères d'un chancre huntérien : de sa surface s'écoulait un liquide d'un blanc pâle, et qui ne contenait pas de globules de pus, ainsi que le démontra l'examen microscopique.

27 juillet. Ce liquide fut inoculé en plusieurs points de la cuisse du malade.

29. C'était le jour de l'entrée du malade à l'hôpital. On examina de nouveau la sécrétion du chancre, et on n'y trouva point de globules purulents.

31. On fit encore plusieurs inoculations; le chancre conti-
nuait à s'accroître.

3 août. Aucune des inoculations n'avait réussi; les ganglions
de la partie postérieure du cou étaient engorgés, et la peau
présentait une éruption syphilitique à son début; un petit
vésicatoire fut appliqué à la surface du chancre.

5. Une petite escarrification s'est formée à la surface du
chancre, qui est le siège d'une sécrétion puriforme. On inocule cette dernière en plusieurs points d'une autre partie de la
cuisse.

7. Le chancre ne sécrète plus de pus. On fait de nouvelles
inoculations.

10. On a fait hier deux pansements avec de l'onguent à la
sabine, et aujourd'hui le chancre donne naissance à une
abondante sécrétion de pus. Ce liquide est inoculé en divers
points d'une autre partie de la cuisse.

12. Les dernières inoculations ont réussi; le chancre sécrète
encore une grande quantité de pus.

14. Les inoculations des 3 et 10 août ont réussi, mais celle
du 7 août a échoué. Au niveau des points inoculés se voient
des taches circulaires, rouges, offrant une légère élévation,
ainsi qu'un épaississssement de l'épiderme; toutefois, une de
ces taches présente à son centre une vésicule contenant un
liquide séreux. Cette sérosité fut encore inoculée sur la cuisse
du malade. Le chancre primitif, qui a été pansé avec de l'eau,
ne sécrète pas de pus.

17. L'inoculation pratiquée avec la sécrétion de la lésion
produite par une inoculation antécédente a réussi. Au lieu où
elle a été faite se voit une petite tache rouge et circulaire, au
niveau de laquelle la peau est épaissie et n'offre plus d'épiderme; mais il n'y existe pas de pustule et de sécrétion purulente.

Toutefois, une petite pustule, entourée d'une légère auréole inflammatoire, s'est formée au niveau de l'un des points
où l'on a pratiqué les premières inoculations.

19. — Les surfaces inoculées apparaissent comme autant

de taches rouges, isolées les unes des autres, légèrement saillantes, et qui sont le siége d'un léger épaississement des téguments, mais n'offrent pas d'induration véritable. La pustule dont j'ai parlé dans le paragraphe précédent, s'est desséchée.

24. — Au niveau de l'une des premières inoculations peut être observée une certaine tendance ulcérative ; au niveau des autres, la peau se desquamme et a perdu sa couleur rouge.

Troisième observation. Bridget C., âgée de 17 ans, fut admise à l'hôpital Lock le 26 août 1858.

Elle présentait, depuis deux à trois mois, un écoulement jaune et épais, auquel succédèrent deux ulcères de la partie supérieure de la cuisse gauche qui, lors de son entrée à l'hôpital, offraient tous les caractères des chancres primitifs, indurés, en voie d'accroissement et de progrès, et dont la surface était recouverte d'une sécrétion légèrement visqueuse, peu abondante et qui ne contenait pas de globules purulents. Cette sécrétion fut inoculée avec précaution sur la cuisse du malade.

28. On répéta l'inoculation. A cette époque, les chancres n'offraient aucun caractère annonçant une tendance vers la guérison.

31. Les inoculations n'ont pas réussi. Les deux chancres sont pansés depuis deux jours avec de la pommade à la sabine, et fournissent une abondante quantité de pus. On inocula la sécrétion de chacun d'eux en plusieurs points du corps, et en particulier en deux endroits de la cuisse.

2 Septembre. Les dernières inoculations ont donné lieu à l'apparition de deux petites pustules à leur début : on inocule la sécrétion de ces deux pustules en deux points inférieurs de la cuisse.

4. Les inoculations des inoculations ont évidemment réussi. Une des inoculations du 31 août a produit une petite pustule ; les autres n'ont déterminé que l'apparition de vésicules sur l'une desquelles l'épiderme est enlevé.

9. Les vésicules résultant des inoculations pratiquées avec le pus des inoculations faites le 2 septembre, se sont dessé-

chées. Les premières inoculations faites le 51 août ont entièrement perdu leur caractère puriforme ; elles se présentent actuellement sous la forme de petites taches circulaires, fournissant une sécrétion séreuse et contenant des cellules épithéliales. Les chancres primitifs sont en voie de guérison.

11. Les parties où avaient été faites les premières inoculations étaient le siége d'une légère desquamation et d'une coloration rosée. Au niveau des points où l'on avait fait les secondes inoculations, se voyaient de petits boutons rouges qui perdaient graduellement leur coloration.

17. Les chancres primitifs étaient cicatrisés.

23. On voyait encore les points où l'on avait fait les secondes inoculations (inoculation des inoculations).

25. Une éruption légère apparut à la surface du corps. Les chancres primitifs étaient entièrement guéris, et à leur place se constatait encore une légère induration ; les ganglions correspondants de l'aisselle étaient engorgés et durs.

4 Octobre. La malade quitte l'hôpital ; elle revint le 8 du même mois se présenter à nous, A la place des points inoculés existent des taches brunes qui s'effacent graduellement.

Il se peut que la persistance et la coloration spéciale des lésions produites par les inoculations des deux dernières observations aient été dues à la diathèse syphilitique des malades ; mais toujours est-il que cette supposition n'annihile pas le fait que les inoculations réussirent à une époque, tandis qu'elles échouèrent à une autre, bien que la constitution du malade soit restée la même.

Dans la première observation, les inoculations réussirent pendant tout le temps que les chancres fournirent une sécrétion irritante, et échouèrent lorsqu'ils n'offrirent plus ce caractère.

Dans les deux derniers cas, des chancres, dont la sécrétion ne pouvait être inoculée sur le malade qui en était affecté, devinrent inoculations après une certaine irritation.

Dans toutes les inoculations relatées ci-dessus, les résultats furent en raison directe de l'irritation produite et de la qualité puriforme de la sécrétion. On pourrait supposer que dans le premier cas, les chancres cessèrent d'être inoculables dès qu'ils furent en voie de guérison ; mais cette supposition n'expliquerait toujours pas les inoculations que l'on fit avec la sécrétion des chancres qui avaient cessé d'être inoculables quatre ou cinq jours après leur apparition. L'inoculation d'un chancre peut avoir lieu quand ce chancre est encore affecté d'inflammation adhésive; mais cela n'est plus aussi facile quand l'infection syphilitique de l'économie existe. Lorsque l'on réussit dans les cas précédents, on obtient des résultats essentiellement différents de ceux que donne l'inoculation de la sécrétion d'un chancre suppurant ; dans ce dernier cas, chaque piqûre donne naissance à une pustule qui peut être à son tour reproduite un grand nombre de fois par l'inoculation ; dans le premier cas, au contraire, l'inoculation échoue habituellement et ne réussit que lorsqu'existe une irritation accidentelle du chancre. Mais alors même, on ne peut répéter les inoculations qu'un très-petit nombre de fois, et les résultats obtenus sont relativement très-faibles.

Il est encore une circonstance que nous devons noter, et dont l'ignorance peut conduire à une erreur de diagnostic. Il est des individus qui, affectés de syphilis à une certaine époque, sont de nouveau soumis à l'inoculation du virus syphilitique ; or, on peut voir se faire chez eux, au point inoculé, une effusion de substance plastique secondaire et dépendante de la maladie primitive (syphilis). Il existera donc, dans ce cas, une certaine induration autour de la lésion spéciale et modifiée produite par l'inoculation, et on pourra facilement croire à un chancre primitif.

Il peut aussi arriver qu'une induration secondaire du prépuce (plaque muqueuse, sans doute) soit érodée artificiellement ou s'ulcère spontanément, de manière à revêtir un aspect semblable à celui du chancre primitif, et à induire en erreur un médecin non prévenu.

Observation. Mlle H., âgée de dix-huit ans, avait eu la syphilis. On pratique sur elle une inoculation avec le liquide

d'un ulcère spécifique qui avait été pansé avec de la pommade
de sabine, et une autre avec le liquide d'une pustule ecthymateuse naturelle. Trois jours après, la première inoculation
semblait avoir réussi; mais huit jours ensuite toute lésion
avait disparu. Cinq semaines, au contraire, après la seconde
inoculation, on voyait une légère induration autour de la lésion que cette inoculation avait produite.

Observation. Une femme que son genre de vie avait expo-
sée à la syphilis, fut inoculée avec la sécrétion d'un chancre
infectant. Consécutivement à l'inoculation, parut un bouton
qui cinq mois ensuite existait encore, et était entouré de
taches légèrement brunes et cuivrées, dans une étendue de
six pouces environ; ces taches disparurent consécutivement,
et ne furent suivies d'aucun autre accident local ou constitutionnel.

Il n'est pas extraordinaire de voir survenir chez un syphilitique que l'on a soumis à une seconde inoculation du virus
syphilitique, de voir survenir une éruption modifiée et limitée
au voisinage du point inoculé. Ce fait n'est pas sans fréquence
parmi les femmes de la classe inférieure. On peut voir apparaître chez des sujets syphilitiques soumis à une seconde inoculation, un chancre offrant, plus ou moins modifiés, les caractères de l'ulcère primitif infectant, et, après un certain
laps de temps, une éruption limitée au pourtour du point
inoculé. Un traitement mercuriel est à peine utile dans des
cas semblables.

Après avoir écrit ce qui précède, j'ai eu l'occasion de lire
un remarquable article du docteur Diday, dans les *Archives
de Médecine* de juillet. Ce médecin a réuni un grand nombre
d'observations d'une seconde infection chez des individus qui
avaient été déjà affectés de syphilis, observations qu'il a em-
pruntées à divers écrivains et à sa propre pratique. L'une des
plus intéressantes de ces observations est due à la plume de
M. d'Albéric, et est digne de fixer l'attention. J'ai observé et
inséré, dans la *Revue médico-chirurgicale* de janvier 1854,
l'observation suivante, analogue à celle du docteur Diday.

Un homme fut atteint de chancre syphilitique auquel succéda bientôt une éruption générale de la peau. Ce malade passa deux ans dans les Indes, et revint ensuite, présentant encore une éruption caractérisée par des taches légèrement brunes. Il contracta une nouvelle maladie à Londres : deux chancres circulaires et indurés apparurent sur le gland de la verge, et peu de semaines après naissait une éruption syphilitique cuivrée et distincte des stygmates de la première éruption.

Dans les cas relatés par le docteur Diday, la seconde infection ne fut pas accompagnée d'engorgement spécifique des ganglions inguinaux; mais on constata une espèce d'incubation entre l'insertion du virus et l'apparition des symptômes. On ne peut douter à cette heure que l'organisme peut être à ce point libéré des effets d'une infection syphilitique, à ce point de devenir apte à subir une nouvelle infection qui suivra son cours comme si le malade n'avait jamais été syphilitique. Celle-ci est toutefois très rare, et, en général, quand une seconde infection a lieu, elle donne naissance à des lésions modifiées, et si des manifestations constitutionnelles apparaissent, elles sont bénignes.

Les malades dont l'organisme est syphilitique, et qui subissent une seconde infection, présentent une période d'incubation moins longue. Il est vrai de dire cependant que les malades peuvent avoir récupéré leur état de santé antérieur à la première infection, et que dans ce cas, — M. Diday en a fourni des exemples, — la période d'incubation est absolument la même que si les malades n'avaient point eu la syphilis; mais, je le répète, tant que l'économie du malade est sous l'influence de la première maladie, la période d'incubation est plus courte.

Observation. Un étudiant en médecine devint malade pour la première fois en 1856. Dès l'apparition du chancre et avant son induration, il s'inocula le liquide sécrété sur sa propre cuisse. Je le vis trois ou quatre jours ensuite. Il y avait des signes d'irritation au point inoculé, et à ce niveau apparut bientôt un petit chancre dur et ressemblant entièrement à celui dont la sécrétion avait été inoculée. Ce chancre d'inoculation fournit d'abord une petite quantité de lymphe blanchâtre ; mais peu de temps après, il se présenta comme le chancre primitif, sous la forme d'une induration circulaire donnant naissance à une très légère sécrétion.

De toutes les observations et expériences relatées, nous pouvons conclure :

1° Qu'après une première infection, mais avant que l'induration du chancre ait apparu, on peut réinoculer avec succès le même virus ou un autre virus sur le malade contaminé.

2° Que l'induration apparue, on ne peut plus inoculer le chancre infectant, s'il n'a pas été le siége d'une irritation notable, et que dans ce cas les inoculations produisent peu d'effet, et ne sont point suivis de symptômes constitutionnels.

3° Qu'après un certain laps de temps, les effets de la première inoculation peuvent en grande partie disparaître, et qu'alors une nouvelle inoculation peut avoir lieu et donner naissance à une lésion modifiée et consécutivement à des symptômes constitutionnels modifiés également.

4° Que, d'après M. Diday, cette seconde infection ne donne pas naissance à l'engorgement des ganglions axillaires.

5o Que la période d'incubation est en raison inverse de l'influence qu'exerce encore sur l'économie la première infection.

OBSERVATION PRÉSENTÉE A L'ACADÉMIE DE MÉDECINE PAR

M. DEVERGIE

Séance du 19 Mai 1863

Syphilis tuberculeuse généralisée chez un enfant de 15 ans, avec des présomptions d'infection par la vaccine, inoculée bras à bras à l'hôpital Ste-Eugénie.

Voici un résumé sommaire de l'observation :

S... (Désiré-Alfred), 15 ans, ébéniste, entre le 11 mars 1863 à l'hôpital Saint-Louis.

Père mort d'une blessure ; mère très-bien portante. Sept mois auparavant, le malade avait été reçu dans le service de M. Barthez, à l'hôpital Sainte-Eugénie, pour une pleurésie. Il était sorti guéri au bout de vingt-trois jours, pour se rendre à la Maison de convalescence. Huit ou dix jours après son entrée à Sainte-Eugénie, on lui inoculait, par deux piqûres, du vaccin pris sur le bras d'un enfant à la mamelle. Un certain nombre d'enfants fut vacciné le même jour avec le vaccin de la même provenance.

La lancette dont s'était servi M. Fritz, interne du service, pour pratiquer l'inoculation, était exclusivement affectée à cet usage. Trois jours après, une petite croûte brune se forme sur les piqûres. La croûte s'élargit, la peau devient un peu rouge, mais l'enfant ne s'en préoccupe nullement et ne fait pas examiner son bras avant la sortie de l'hôpital, ni pendant son séjour à la Maison de convalescence ; et cependant, durant ce temps, non seulement la rougeur primitive avait persisté, mais elle s'était étendue sans que l'enfant en éprouvât d'ailleurs de l'incommodité.

Cinq ou six semaines après, éruption de boutons au bras et

aux cuisses. Épaississement de la peau au niveau de la plaque colorée du bras. Deux nouvelles poussées de boutons plus étendues que la première ; enrouement vers le troisième mois ; douleurs ostéocopes et rhumatoïdes.

A l'entrée du malade à Saint-Louis, le 11 mars dernier, éruption papuleuse ou tuberculeuse généralisée ; impétigo de forme elliptique de la lèvre supérieure ; trois tubercules assez récents et indurés sur le prépuce ; quelques ganglions au pli de l'aine, à gauche ; au voisinage des piqûres, au bras droit, existe une surface arrondie où la peau est épaissie, dure, inégale, d'un rouge sombre ; ganglions de l'aisselle, volumineux et indurés à droite seulement. L'anus est parfaitement sain, et ne présente aucun des signes caractéristiques de la pédérastie.

Traitement antisyphilitique (iodure de potassium, pilules de Dupuytren).

Après six semaines de traitement, l'impétigo des lèvres est guéri, tous les tubercules sont réduits à une tache rouge sombre ; la peau, au niveau de la plaque vaccinale, est souple, un peu décolorée à sa circonférence, et revenue à son épaisseur. L'enrouement a disparu, la santé générale est excellente.

Le diagnostic de la maladie, ajoute M. Devergie, n'a jamais été douteux un seul instant. Aujourd'hui que les symptômes sont notablement atténués, ils n'ont cependant pas encore soulevé la moindre incertitude de la part des membres de l'Académie auxquels l'enfant a été montré. Quel est le point de départ des accidents ? là est la difficulté. Nous n'avons pas le certificat d'origine ; peut-être pourrons-nous l'obtenir, car j'ai donné connaissance du fait à M. Husson, directeur de l'Assistance publique.

On n'a trouvé aucune trace de chancre sur la verge, et l'évolution de tous les accidents syphilitiques s'est faite dans l'ordre habituel, à partir de l'inoculation vaccinale.

M. Ricord : Je réclame l'indulgence de l'Académie pour une réponse improvisée.

Messieurs, j'ai d'abord repoussé ce mode de transmission de la vérole par la vaccination. Les faits se reproduisant et paraissant de plus en plus confirmatifs, j'ai accepté la possibilité de ce mode de transmission, je dois le dire, avec réserve; si vous le voulez, avec répugnance. Mais, aujourd'hui, je n'hésite plus à proclamer leur réalité. Durant ma longue carrière, je n'en avais pas vu.

Les personnes chargées du service de la vaccine, n'en avaient pas vu non plus.

Les réserves étaient naturelles.

Dernièrement, dans le service de M. Trousseau, il y a eu un fait de ce genre, à propos duquel j'ai fait des leçons qui ont été publiées.

Ce fait était identique à celui dont vient de parler M. Devergie. On pourrait changer les noms, l'observation resterait la même.

On a d'abord opposé à ces faits que les enfants contaminés pouvaient être sous l'influence d'une vérole constitutionnelle, mais, jamais, chez un sujet syphilitique, une plaie, une blessure, une piqûre, une solution de continuité quelconque, ne revêt le caractère du chancre, quand on n'inocule pas directement du pus chancreux sur cette solution de continuité.

On a dit encore que, après la vaccination, la contamination directe peut être admise. Mais ce n'est pas probable, surtout dans les faits de M. Trousseau et de M. Devergie. Je ne répéterai pas ici les raisons sur lesquelles je me fondais pour repousser, moi aussi, cette transmission, j'étais convaincu de sa non réalité; j'ai combattu énergiquement contre elle, et, — pour le dire en passant, je ne conçois la résistance énergique que lorsqu'elle est déterminée par des convictions profondes. — J'ai repoussé le fait de M. Waller, qui semblait démontrer la transmission de la vérole par le sang inoculé, parce que, dans ce fait, il s'était produit une chose absolument anormale. En même temps qu'un accident primitif se développait à la cuisse, sous la charpie imbibée de sang, un tubercule également syphilitique, mais appartenant aux accidents secondaires, se développait au niveau d'une des omoplates. Les deux manifestations, l'une primitive, l'autre secondaire, partaient ensemble, pour évoluer simultanément. Or, c'est là, Messieurs, un phénomène tellement extraordinaire qu'il m'avait mis en défiance, et je pense encore qu'on ne doit pas accepter, à cause de cela, l'observation à laquelle je fais allusion.

Maintenant, Messieurs, étant admise la réalité de cette transmission, permettez-moi de me demander, de vous demander quelles sont les conditions à l'aide desquelles on peut se prémunir contre le danger de transmettre, par la vaccination, la vérole à un enfant sain ?

L'enfant sur lequel on prend du vaccin peut avoir toutes les apparences de la plus belle santé, et cependant avoir aussi la vérole constitutionnelle à l'état d'incubation. Il en est de même des parents, des parents légaux tout au moins, car, Messieurs, en syphilographie, le vieil adage de droit peut subir la variante que voici : *Is pater est quem morbus demonstrat.* Il peut y avoir un tiers caché, et les parents qu'on voit ne sont pas une garantie toujours suffisante.

Au bout de combien de temps peut-on pratiquer sans risques la vaccination ? il n'est pas possible de le dire. Pendant les six premiers mois, on peut toujours s'attendre à voir apparaître la vérole ; c'est la règle ; non qu'elle ne se montre jamais tout de suite ; mais, dans le plus grand nombre des cas, il se passe cinq ou six mois avant les premières manifestations. Il n'y a donc aucune sécurité avant le sixième mois.

Maintenant, il serait important de savoir d'où vient précisément le danger ? du vaccin pur, du pus vaccinal, ou du sang. C'est une question extrêmement grave. Malgré mes réserves de tout à l'heure contre l'observation de M. Waller, je dois reconnaître que les faits observés en dernier lieu paraissent démontrer que le sang des syphilitiques peut être inoculé.

En résumé, aucune précaution ne peut mettre sûrement un médecin à l'abri du danger de transmettre la syphilis en vaccinant.

Il y a là, je le crains, de quoi donner une grande force aux préventions, déjà si nombreuses, si exploitées, contre la vaccine. Ces considérations me paraissent graves, et elles paraîtront telles, sans doute, à tous les médecins.

M. Gosselin : Je suis disposé à admettre la réalité de la transmission de la syphilis par la vaccination, mais, dans les faits qu'on a présentés à l'appui de cette opinion, il existe des lacunes que je regrette.

Pour le fait de M. Trousseau, auquel M. Ricord vient de faire allusion, pas plus que pour celui dont nous entretient aujourd'hui M. Devergie, nous n'avons d'observations sérieuses. Nous ne savons rien des antécédents de l'enfant contaminé ; nous ne savons pas ce qu'il est devenu ; nous ne savons pas non plus si les autres enfants, vaccinés le même jour que lui, ont été infectés comme lui, etc., etc. Cependant, il faudrait que, sur des faits de cet ordre la moindre hésitation ne fût pas possible. Ces faits sont tellement rares que, lorsqu'ils se produisent, et surtout quand ils se produisent entourés de tant d'obscurités, on est tenté de les mettre en doute. Je demanderais donc qu'ils ne fussent pas livrés à la publicité tant que manquent les renseignements que j'appelle.

M. Devergie : Il y avait deux conduites à tenir : ne pas faire connaître ce fait ; mais il a, tout incomplet qu'il est, une certaine valeur, n'étant pas isolé ; — ou bien remonter aux sources ; mais cela m'était impossible. A l'hôpital Saint-Eugénie, on vaccine un grand nombre d'enfants à la fois ; on estampille leurs pancartes ; on paie les femmes à qui appartiennent ces enfants. Il serait donc, à la rigueur, possible de retrouver leurs traces, si l'Administration le voulait. Mais, personnellement, je ne pouvais me mettre à la recherche de tous ces enfants vaccinés. Ils sont de la classe indigente et changent fréquemment de domicile. Les visiteurs de l'Administration, je le répète, pourront retrouver leurs pistes et donner les renseignements qui sembleraient nécessaires ultérieurement.

M. Depaul : Il y a longtemps que, pour ma part, je suis convaincu de la transmission des accidents secondaires et de la transmission de la syphilis par la vaccination. A l'appui de cette manière de voir, il y a des faits plus probants que ceux qu'on a cités dans cette séance. Mais, en général, les obscrvervations laissent à désirer ; l'extrait de naissance manque pour la plupart, ainsi qu'on l'a dit.

Qu'est devenu l'enfant vaccinifère ? Que sont devenus les autres enfants ? On n'en sait rien. Il faut des obsservations irréprochables, non pour me convaincre, je le suis, mais pour que je puisse, au besoin, m'appuyer sur elles.

M. Ricord dit qu'il n'y a pas de garantie, et qu'on ne peut savoir d'avance qu'on ne donnera pas la vérole. C'est aller trop loin. Les enfants, contrairement à l'opinion de M. Ricord, ont la vérole en venant au monde quand leurs parents sont infectés. Mais quand leur mère est bien saine, que l'enfant se porte bien, on peut prendre, sans danger, du vaccin sur cet enfant.

On a dit que ces faits de transmission étaient rares ; cela fait l'éloge de M. Bousquet et de moi. Nous ne prenons pas au hasard les enfants qui doivent nous fournir la matière de l'inoculation. Nous les choisissons avec soin. Les accidents seraient certainement plus fréquents si nous agissions autrement.

Mais ces faits ne sont pas aussi rares qu'on le prétend, et que le prétend M. Ricord.

Je tiens à revenir sur une assertion de M. Ricord, que je regarde comme une erreur. Mon confrère professe que l'apparition des premières manifestations de la vérole est tardive chez les nouveau-nés, ou du moins que la vérole apparaît très rarement dès les premiers jours. Il assimile le moment de la naissance de l'enfant, pour l'évolution de la syphilis, au moment de la contagion pour l'adulte. Je ne comprends pas, et je ne puis admettre ce rapprochement. En quoi la venue à la lumière de l'enfant ressemble-t-elle à la contamination de l'adulte ? L'enfant vit déjà depuis neuf mois quand il naît, et il peut, par conséquent, avoir été infecté neuf mois avant sa naissance. D'ailleurs, le théâtre sur lequel M. Ricord a observé n'était peut-être pas aussi propice qu'il le croit pour lui permettre d'apprécier ces faits comme il convient. C'est

dans les maisons d'accouchements, dans les services de femmes en couches, qu'il faut être placé pour bien voir ces choses.

M. Ricord : Je n'aurais pas été à même, selon M. Depaul,
d'observer aussi bien que lui la syphilis chez les nouveau-nés.
Il se trompe ; pendant bien des années, M. Dubois me faisait
appeler à la Clinique toutes les fois qu'il y avait présomption
de vérole, soit chez une femme enceinte, soit chez un nou-
veau-né.

A l'hôpital du *Midi*, nous avons eu longtemps un service
de femmes en couches.

Et puis, j'ai ma clientèle.

C'est une grande erreur de croire que les enfant syphilitiques naissent avec des manifestations immédiates. Je suis, à
cet égard, d'un avis absolument contraire à celui de M. Depaul, et je le soutiens avec une énergie de conviction entière. Non, les choses ne se passent pas comme il le dit. Très
souvent, je ne dis pas quelquefois, très souvent il s'écoule trois,
quatre, cinq ou six mois avant qu'on aperçoive le moindre
signe de la vérole.

J'admire la tranquillité de M. Depaul ; il voit un enfant nou-
veau-né ne présentant aucun accident ; il demande à la mère
si elle n'a rien ; la réponse dans ce cas, de la part de la mère,
n'est pas douteuse ; et il vaccine. C'est très bien. Mais je ne
partage nullement cette manière de faire ni de penser.

Si la transmission de la vérole n'a pas lieu aux vaccinations
de l'Académie, cela ne tient pas aux précautions prises par
MM. Bousquet et Depaul, cela prouve simplement que ces
faits sont extrêmement rares. Et c'est parce qu'ils sont extrêmement rares que j'ai pu les nier de bonne foi jusqu'à ces
derniers temps ; ma bonne foi, dans tout ceci, en effet, est
évidente. Tant qu'on ne me présente que des faits douteux,
et qui me paraissent contradictoires avec d'autres observations bien faites, je repousse ces faits ; je les repousse énergiquement, c'est mon devoir. Vient-on, par de nouvelles observations, à me démontrer que ces faits sont réels, je les
adopte alors, dusssent-ils renverser toutes mes idées anté-

rieures. Ainsi le veut le respect de la vérité, et je ne connais pas d'autre manière de servir les intérêts de la science.

M. Devergie reconnaît que l'observation qu'il produit laisse beaucoup à désirer. Mais il n'a pas été possible de mieux faire. Quant à l'assertion de M. Depaul sur la rapidité d'apparition des manifestations syphilitiques, il n'est pas de son avis. Pendant trois ans, à la Direction des nourrices, il a vu partir bien des enfants, sains en apparence, examinés avec soin au moment du départ, et qui revenaient, au bout de quelques mois, avec des manifestations syphilitiques non douteuses.

M. Depaul insiste sur la fréquence de l'apparition des premiers accidents de la vérole au moment de la naissance.

M. Ricord maintient, au contraire, sa rareté.